排毒拔罐疗法

◉ 李志锐　吴　彪　编著

辽宁科学技术出版社

图书在版编目（CIP）数据

排毒拔罐疗法 / 李志锐 . 吴彪编著 .—沈阳：辽宁科学技术出版社，2005.9（2025.1 重印）

ISBN 978-7-5381-4476-5

Ⅰ. 排…　Ⅱ. 李…　Ⅲ. 拔罐疗法　Ⅳ. R244.3

中国版本图书馆 CIP 数据核字（2005）第 060186 号

出版发行：辽宁科学技术出版社
（地址：沈阳市和平区十一纬路 25 号　邮编：110003）
印 刷 者：辽宁新华印务有限公司
幅面尺寸：130mm × 184mm
印　　张：6.5
字　　数：130 千字
出版时间：2005 年 9 月第 1 版
印刷时间：2025 年 1 月第 34 次印刷
策 划 人：倪晨涵
责任编辑：倪晨涵　唐丽萍
封面设计：庄庆芳
版式设计：于　浪
责任校对：王春茹

书　　号：ISBN 978-7-5381-4476-5
定　　价：15.00 元

联系电话：024-23284363，13386835051
邮购热线：024-23284502
全显排毒拔罐　联系电话：13841501664
E-mail：1601145900@qq.com

【前言】

自从《根治型拔罐疗法》一书出版以来，许多读者来信、来电话，询问用此书介绍的拔罐方法治疗疾病的各种问题。随着时间的推移，在广大人民群众的实践中，积累了更多新的经验。同时，在不断的学习和探索中，我们也增加了对根治型拔罐疗法所依据的科学原理的认识。为了对读者的问题做一个解答，也为了进一步探索根治型拔罐疗法的科学原理，我们又出版了《根治型拔罐疗法》一书的姊妹篇——《排毒拔罐疗法》。

《根治型拔罐疗法》一书出版以后，一些读者询问为什么没有写病例。这是因为我们认为许多人并不希望别人来打扰自己，不希望各种方式的询问扰乱自己的平静生活，也不希望让其他人知道自己的事情。每位读者只要设身处地想一想，应该很容易理解。

考虑到许多读者希望有病例可以参考和借鉴，在《排毒拔罐疗法》一书中，我们介绍一些有代表性的病例，主要是我们自己的经历，供读者参考和借鉴。在介绍病例的时候，一般情况下不提具体人名，但是文中所叙述的事情是完全真实的。对于书中没有提到的病例，读者可以根据排毒拔罐疗法科学原理的介绍，自己判断是否需要拔罐治疗。

在撰写过程中，我们参考了葛书翰等编著的《临床针灸学》、姚泰主编的《生理学》、《赤脚医生教材》以及黑岩东五编著的《真空净血疗法》，以保证我们的理论更准确，阐述得更透彻。

本书希望通过介绍排毒拔罐疗法科学原理，使读者能够判断该法究竟能治哪些部位和哪些种类的疾病，为什么能治疗这些疾病，使读者能够真正掌握排毒拔罐疗法，并且能够灵活恰当地选择上罐部位。

本书也希望通过排毒拔罐疗法科学原理的介绍，引起更多的人对排毒拔罐疗法原理进行深入的研究。

《根治型拔罐疗法》一书出版以后，我们设计和制造了全显排毒拔罐，作为排毒拔罐疗法的工具，帮助人们尽可能自己解决疾病的治疗问题。

据媒体介绍，现在人们患常见病以后，约有近一半的人由于各种原因不到医院看病，许多人是因为经济的原因。《排毒拔罐疗法》一书介绍了治病的道理，介绍了适合拔排毒罐的工具，介绍了具体的治疗方法，对这部分人的看病问题有极大的帮助。本书的作用在于使每个人能够自己治愈自身所患的疾病，在于给每个人提供一个预防疾病、治疗疾病和增进健康的可靠、安全、简单易行的方法。

有许多的优秀人物积劳成疾而且经济拮据，他们当中的大多数人不知道有这样的拔罐方法，如果他们知道有这样的拔罐方法，采用这样的拔罐方法，就不会因病而英年早逝，给我们留下遗憾。希望《排毒拔罐疗法》一书能够为他们恢复健康起作用。

【目录】

【第一章】

拔罐疗法简述

排毒拔罐疗法的基本手法，出自于常见拔罐疗法，所以有必要在此简述常见拔罐疗法。

常见病的拔罐疗法，是广泛流传于民间的一种简易可行的医疗方法。“针灸拔罐，不好去一半”的说法，家喻户晓。过去，许多人认为拔罐疗法是针灸学的一部分，基础理论是已有两千多年历史的经络学说。通过最近几年的学习和实践，特别是经过排毒拔罐疗法的实践，我们对拔罐疗法有了新的认识。

排毒拔罐疗法是负压技术在医疗领域的一种应用，它的治病机制是人体生理学中关于人体血液循环过程中内呼吸的气体分压差原理和血液微循环的原理。拔罐疗法在我国劳动人民同疾病斗争的过程中，不断地完善和发展起来。

一、拔罐疗法的工具

古时候，拔罐的方式主要有火罐和水罐，工具多采用竹罐、陶罐。现在多采用玻璃罐和陶罐，玻璃罐又常常被广口罐头瓶所代替。在现代科学技术高度发展的今天，大量的塑料真空拔罐成为拔罐的主要工具，促进了拔罐疗法的广泛普及。

二、排毒拔罐疗法的工具——全显排毒拔罐

以前，我们在拔罐治病的过程中，都是用火罐，使用的是广口罐头瓶。由于拔排毒罐常常吸拔出满罐的水疱，而且需要多次重罐，每次上罐的时候都可能产生疼痛，有时痛感强烈，往往难以忍受；每次起罐的时候，下压皮肤也是很疼痛的，经常因为起不了罐，只好将罐头瓶轻轻敲裂纹，然后才能起下罐。由于一般人不容易掌握火罐的上罐手法，而且需要别人为自己拔罐，所以用火罐是不太方便的。

为了避免烧伤人的皮肤，出现了各种各样的塑料真空拔罐。为了减轻重罐时的疼痛，为了能够自己在后背拔罐，我们也需要使用塑料真空拔罐。但是，不是什么样的塑料真空拔罐都适用于排毒拔罐疗法的。经过长期实践，我们体会到排毒拔罐疗法对罐具的要求：①罐口的内边缘要光滑，不伤皮肤；②罐具的容量要大。能存放较多的脓水，以减少上罐的次数；③能够缓慢起罐，减轻起罐时的疼痛；④使装有脓水的罐具能稳定放置，不歪倒，便于多个罐具同时使用，也适用于医院；⑤要便于洗刷；⑥能够自己在后背上罐。

现有的许多塑料真空拔罐都不能同时满足上述要求。为了使更多的人自己掌握和使用排毒拔罐疗法，结合拔罐时的体会和需要，我们设计制造了一种适合用于排毒拔罐疗法的塑料真空拔罐，我们称之为“全显排毒拔罐”，简

称排毒罐，作为《排毒拔罐疗法》一书的配套工具。

全昱排毒拔罐的特点是：①排毒罐的罐内空间比较大，可以容纳比较多的脓水，与其他塑料拔罐相比，可以增加留罐时间，减少上罐的次数，从而达到减少疼痛的效果；②全昱排毒罐起罐的时候，可以缓慢地向罐内充气，将一次起罐的过程分成几次来完成，从而减轻起罐时的疼痛；③罐口朝上可以稳定放置，罐内的脓水不会流出来。洗刷以后，罐口朝上放置，使排气阀上的水迹自然晾干，适用于医院；④全昱排毒罐的罐内空间比较大，因而吸力也比较大，比较持久，治疗效果也就比较好；⑤全昱排毒罐的异形罐可以加快治疗的速度；⑥最重要的是，全昱排毒罐可以通过一根较长的软塑料管自己在后背拔罐，从而实现自己给自己治病。

如果用排毒罐在后背拔罐起了疱，可以自己用牙签慢慢挑破，放出脓水。重罐的时候，虽然不太方便，也是可以试验着找准位置上罐。有的人胳膊有毛病，后背有的位置上不了罐，那么就应该先用拔罐治好这条胳膊的毛病，使胳膊能够灵活起来。在后背上罐，可以用两根长软管不断地给罐内增加负压，防止掉罐。拔罐的方式吸拔疾病，就像用抽水机抽水，被吸水面的形状呈扇形，像一个喇叭口，所以，全昱排毒拔罐的罐口形状略呈喇叭口型，将病气呈扇形吸拔出来，效果较好。

火罐之所以罐口内收，是为了压火头，塑料罐则不必考虑罐口内收。采用火罐上罐，在重罐的时候，上罐的那一瞬间，疼痛会很剧烈，但是疼痛的时间短，起罐的时候，需要用力将罐口附近的皮肤向下压，会产生比较强烈的疼痛。采用全昱排毒罐上罐，每次拉动排气筒，都能产生较轻的疼痛，但是需要多次拉动排气筒，于是产生多次的疼痛，它是将火罐一次上罐的强烈疼痛转化为多次的略轻一些的疼痛。

《排毒拔罐疗法》一书的罐口部位是参照全昱排毒拔罐的罐口直径划分的，特别是排毒罐中的大号罐和异形罐。大号罐的罐口直径约7厘米，高约9厘米，类似广口罐头瓶子，吸拔的效果要比其他罐具好得多。使用全昱排毒拔罐能做到自己在后背拔罐，这样，每个人都能自己解决许多疾病的治疗问题。全昱排毒拔罐的出现，为更多的人掌握排毒拔罐疗法提供了一种实用的工具。

三、拔罐的上罐方法

由于取材方便和价格低廉，现实生活当中，火罐和玻璃罐还在大量使用，所以，我们还是要认真介绍火罐的上罐方法。

拔罐的吸引过程，俗话叫做上罐。我们仅介绍常用的上罐方法。

投火法：将5~7厘米大小的纸片（废报纸或书本纸均可，因为它们含油多、薄，易燃）折叠一下，点燃后投入罐内，将罐扣于皮肤之上。上罐时，罐口上端或一个侧端边缘先接触皮肤，后合罐口下端。当罐子接触皮肤时，不要用力按，轻轻贴在皮肤上即可吸住。患者取坐立姿势。

闪火法：用酒精棉缠绕在铁丝一端，制成酒精火焰棒，然后蘸以适量酒精后点燃，一手拿罐，另一手将火迅速送入罐内转一圈，快进快出，快速将罐扣于皮肤之上，患者可取随意姿势。

布架法：把硬币用布包上，做成毽子样，留 3 厘米长左右的布头，蘸上食油或酒精，放在需要上罐的部位，点燃后将罐具扣上，患者应取平卧姿势。布架法不易烧伤皮肤，但患者需平卧，使用不太方便，并且吸力较小。

抽气法：现在的抽气法，主要指塑料真空拔罐的使用方法。各种塑料真空拔罐的具体使用方法要参考各自的使用方法说明。

使用排毒罐，上罐以前，预先在罐具内放置一些卫生纸，可以将脓水吸住。起罐前，用卫生纸在罐具下部接一下，避免脓水流淌。

使用排毒罐，宜采用坐位姿势，有时可以带罐走动，以减轻一种姿势引起的疲劳。

四、火罐的操作要领

由于火罐简单易行，不需费用，是最适合广大群众使用的拔罐工具，我们也把操作要领介绍一下。

众所周知，热空气上升，冷空气下降。热往上走，火苗总是向高处蹿，这是火苗燃烧的基本道理，知道了这个基本道理，就不难掌握火罐的操作要领。

首先要明确“罐口部位”的概念。“罐口部位”指的是皮肤上将要放置罐的部位。然后在掌握燃烧道理的基础上进行操作。

将折叠后点燃的纸片投入罐内，先使罐口边缘接触罐口部位的一侧，再将罐口自罐口部位的上端向下端旋转，这通常叫做“压住火苗”，在旋转的过程中逐渐向下端合罐，最后封闭罐口部位的下端（不能用快速平扣的办法）。一定要保证最后封闭罐口部位的下端，这是要领的关键。这样做，火苗才会被罐肚兜住，不致蹿出烧伤皮肤。千万不能后合罐口部位的上端，因为火苗或热气会从罐口上部蹿出，烧伤皮肤。操作者动作要适当，从容，不紧不慢。不要手忙脚乱，动作太快，会炙伤皮肤。

起罐时，一手拿住罐子，另一手大拇指选罐口部位边缘皮肤松软之处向罐内的方向下按，让空气缓缓进入罐内，罐即脱落，不可硬扳或旋动，以免损伤皮肤。有时罐具较紧，拿罐之手可以将罐稍微向另一只手大拇指下按的方向用力推罐，帮助起罐。如果上罐的数量较多，应按先上后下的顺序起罐。也就是：先起身体上部的罐子，后起身体下部的罐子，避免起罐时的吸力变化给头部增加负担。

重罐时可以用空闲的手将皮肤向罐内推一推，使皮肤尽可能进入罐内，避免压疮。

五、拔罐的使用方式

1. 闪罐：火罐吸住马上起下，反复多次，直至皮肤潮红为止，多用于局部皮肤麻木或身体机能低下者。

2. 推罐：又称走罐，多用于腰背、大腿等肌肉丰厚之处。先在罐口部位涂一些润滑油脂，上罐后，一手在火罐前按压皮肤，使皮肤绷紧；另一手持罐平推，或者将火罐前进处略微提起，前后左右移动，至皮肤潮红为止。注意之处是上罐后不要等罐口吸住皮肤再推，而是合罐与推罐同时进行。多用于皮肤表面的病症。

3. **留罐**：上罐后，罐具在皮肤表面留置一定的时间。

常见的拔罐方法一般留罐 10～20 分钟，排毒拔罐疗法要求留罐 40 分钟以上。

留罐时按皮肤表面反应的情况。又可分为充血性罐和淤血性罐。当上罐后留罐达到皮肤潮红即起罐为充血性罐；当上罐后留罐达到皮下出血、皮肤有紫点或紫斑时即起罐为淤血性罐。

4. **针罐**：先在一定部位施行针刺，达到一定的刺激后，将针留在原处，再以针刺为中心拔上罐。

5. **刺血罐**：用三棱针、粗毫针等，先按病变部位的大小和出血要求，按刺血法刺破小血管，然后施以拔罐。刺血罐的方法又称放血疗法，它与排毒拔罐疗法的治病道理是不同的。

六、拔罐前的准备

1. **燃料**：包括酒精、纸片和油料，酒精浓度为 75%。酒精的特点是火力旺，吸力强，清洁卫生，不易烧伤皮肤。家庭拔罐无酒精时可选用高浓度的白酒代替。

2. 有时拔罐治疗，也需要用三棱针、针灸、毫针等配合，使用针罐、刺血罐等形式。

3. **润滑剂**：润滑剂是在上罐前涂在罐口部位上的一种油剂，以加强皮肤与罐口的结合，保持罐具的吸力。常用凡士林、石蜡、植物油等。有时为提高走罐治疗的效果，还需选用具有药性的油剂，如红花油、松节油、按摩乳等，以增强活血功能，并可保护皮肤避免烫伤。

4. **选择罐具：**根据罐口部位的大小选择合适的罐具。对于较宽较平的部位，如胸腹部、腰背部、臀部、大腿处，宜选用大罐。对于颈部、肩部、上臂、前臂和小腿处宜选用中、小号罐。对于软组织薄弱、骨骼不平的部位，宜选用小号罐。对于曲面较大的部位，应选用异形罐。

5. 若采用闪火法，应多准备几个罐具，以备在扣罐时几次点火未能扣上，罐子边缘已烧热的情况下及时更换罐具，把已烧热的罐子凉一会儿再用，避免烫伤皮肤。在寒冷的季节拔罐，为避免患者有寒冷的感觉，应将罐具预热。

6. 若患者皮肤干燥，不易上罐，可用湿热毛巾擦拭皮肤后再上罐。若罐口部位凹凸不平，可以采用面垫法，即将面粉用水调成面团，然后搓成粗似粉笔的面棒，再围成小于罐口的圆圈，将圆圈压成内缘小于罐口、外缘大于罐口的面垫圈，垫在罐口部位上罐。

【第二章】
根治型拔罐疗法与排毒拔罐疗法

随着科学技术的发展，涌现出各种各样的塑料真空拔罐器。各种塑料拔罐器都强调用火罐容易烧伤皮肤，容易出疱，需要用塑料拔罐代替火罐。

常见拔罐疗法对留罐时间的要求是达到充血性罐或者淤血性罐即可。许多人都认为留罐时间长了会起疱，于是将留罐时间规定为 5 ~ 15 分钟。

可是在使用塑料拔罐器的情况下，在短短的几分钟、十几分钟之内，也有许多患者的罐口部位仍旧出现水疱。这时候，许多人就无法解释为什么会起疱。

泡和疱虽然音相同，但是意义不同。泡是水泡，火罐也可以燎起泡，那不是体内的病引起的。疱是由于体内的病引起的，所以偏旁不同。

面对应用火罐和塑料拔罐治疗疾病的过程中都有出疱的问题，有的人不是回避它，而是主动地去认识它。有的人不是阻止水疱的产生，而是在水疱产生以后继续观察人体的反应。

在拔罐的过程中，一些人在起疱以后，感到病情有所减轻，心里感到挺好受。在这部分人中，有的人在罐口部位抹紫药水（甲紫）等药物，预防感染，并停止了拔罐。还有的人想：“如果继续上罐会出现怎样的情况!”于是这些人在将水疱挑破并进行一番处理后，继续重罐。接着又进行多次“重罐”以后，他们感到病情缓解的程度更大。人们将通过实践获得的经验和观察到的规律进行了分析，总结出对疾病治疗效果甚佳的根治型拔罐疗法，再运用到治疗的实践中去。这些勇敢的患者，敢于首先在自己身上进行试验，敢于做“吃梨子的人”，并收到了意想不到的良好治疗效果。

作为本书的作者，我们也是在自己身上运用这种疗法的人之一。我们当中有两位老人。二位老人在本身所患疾病用拔罐的方法治好以后，积累了许多的经验和体会，一些亲戚、朋友也闻讯而来，在二位老人的帮助和指导下，用拔罐的方法治疗疾病，取得了很好的效果。我们想何不把这种拔罐方法的经验写出来，让更多的人知道，帮助那些久治不愈和生活拮据的人。现在的报纸、电视上经常登载和广播因为疾病而产生困难，并且寻求赞助的事情，如果这些人知道并应用这种拔罐的方法，是很有可能解决自身面临的问题的!毕竟能得到赞助的人是少数。想到这些，我们决定将这种拔罐的方法和经验，以及许多人拔罐的效果进行广泛的调查了解，归纳总结，并出版了《根治型拔罐疗法》一书。

根治型拔罐疗法的重点是通过脏腑来治疗经络，在五脏六腑的皮肤表面上罐，将疾病的病灶吸拔出来，将脓水、黏稠物等病态物质吸拔出来，将病根吸拔出来。不过，将这种拔罐方法称为“根治型拔罐疗法”，有的人认为言过其实，因而不去认真思考，对接受这种拔罐方法有一定程度的影响。我们通过对人体生理学的学习，对排毒拔罐疗法的原理有了进一步的理解和认识，结合排毒拔罐疗法的特点，现在，我们称它为《排毒拔罐疗法》。

《排毒拔罐疗法》是《根治型拔罐疗法》一书的姊妹篇，它结合人体生理学，进一步介绍了排毒拔罐疗法所依据的科学原理，回答了《根治型拔罐疗法》一书出版以后读者提出的许多问题，并通过部分病例的叙述，帮助读者掌握和运用排毒拔罐疗法。

古时就已有过与排毒拔罐疗法相同的拔罐方法。唐代人王焘在《外台秘要》一书中，就阐述过这种方法。书中完整的记录是“患殗殜（肺痨）等病，必瘦，脊骨自出。以壮大夫屈头手指及中指夹人脊骨，从大脊向下至骨极，指腹向上来去十二三回，然去中指于两畔处弹之。若是此病，应弹处起作头，多可三十余头。即以墨点上记之。取三指大青竹筒，长寸半，一头留节，无节头削令薄如剑，煮此筒子数沸，及热出筒，笼墨点处按之，良久，以刀弹破所角处，又煮筒子重角之，当出黄白赤水，次有脓出，亦有虫出者。数数如此角之，令恶物出尽，乃即除。当目明身轻也。”

唐代人王焘的这段话在许多中医书籍中都有记录，但往往未全部记录出来，我们在《根治型拔罐疗法》一书中介绍的也是不完整的记录。《根治型拔罐疗法》一书出版以后，由于一次偶然的机会，我们在一本比较老的中医按摩书中见到了这段话并记录了下来。唐代人王焘的这段话，实际上讲的是刺络（以刀弹破所角处）、脊柱按摩和拔罐的方法。其中的拔罐方法就与我们现在所说的排毒拔罐疗法相同。本书介绍的是只用排毒拔罐疗法治疗疾病的方法。

用拔罐的方法治疗患者的疾病，在第一次上罐以后，还要煮筒子重角之。“重角之”，即重复上罐的意思。这样，罐口部位出现黄白赤水，接着有脓水流出。然后还要“数数如此角之”，即还要经过多次重罐。将恶物吸拔干净，就是将病态的物质吸拔干净，疾病才能痊愈。反复重罐的过程，也就是排毒拔罐疗法的基本治疗过程。

【第三章】
排毒拔罐疗法的特点

由于排毒拔罐疗法需要“重罐”，由此显示了与常见拔罐疗法所不同的特点。

一、拔罐法与针灸法的比较

现在的医院里，拔罐疗法与针灸疗法往往是结合起来运用的。人们常常把拔罐疗法从属于针灸，但是它们也有着明显的不同。

拔罐疗法的罐口部位是一个部位，一个范围，我们称为“区”，而针灸的部位是穴位，是一个点；罐口部位比较容易被记忆，而针灸穴位较难被大多数人掌握；拔罐疗法的操作可以很快熟练，在民间许多人已经很熟练地掌握了火罐的上罐技法，现在的塑料排毒拔罐的操作更容易被掌握，而针灸的针法则需要较长时期的专业训练；拔罐疗法要求掌握上罐时的吸力大小和留罐时间的长短，也就是要掌握拔罐的“火候”，针灸法则要求准确掌握进针穴位的位置和深浅等各种手法；在医院里拔罐疗法和针灸疗法配合使用，经常使用针罐的方式，因而容易忽视排毒拔罐疗法的作用，而在民间，单独使用排毒拔罐疗法，同样能够取得较好的治疗效果，使排毒拔罐疗法逐渐被更多的人接受，这是排毒拔罐疗法的又一大特点。

采用排毒拔罐疗法治疗疾病时，出病的速度与上罐时吸力的大小成正比，与留罐时间的长短成正比，与上罐次数的多少成正比。上罐时的吸力越大，留罐的时间越长，次数越多，排出的病气越多，病气排除的速度越快。

排毒拔罐疗法虽然要求上罐时的吸力越大，留罐的时间越长，次数越多越好，但是要以患者能承受为原则。因人而异，具体情况还要具体对待。

排毒拔罐疗法治疗疾病，是将人体内的各种疾病都要向外排，因此，疾病种类比较多的人，治疗的过程就可能慢，往往需要几个月，甚至半年以上的时间。

二、留罐的持续时间

排毒拔罐疗法的留罐时间，与常见拔罐疗法有着显著的不同。

《灵枢·营卫生会篇》一文中说："人受气于谷，……营在脉中，卫在脉外，营卫不休，五十而复大会，阴阳相贯，如环无端。"这段话告诉我们，人体内气血沿经脉运行一周，大约需要半个多小时。"五十而复大会"，一天24小时运行约50周，运行一周约半个小时。排毒拔罐疗法的留罐时间一般要超过半个小时，大约40分钟以上，气血运行一周，经络各处的病气就可能从罐口部位排出。这是排毒拔罐疗法的第二个特点。我们称拔这种留罐时间的罐，叫做"拔排毒罐"，或"拔根治罐"，如同常见拔罐疗法，称拔充血性罐和称拔淤血性罐一样。

三、重 罐

排毒拔罐疗法的第三个特点是要求“重罐”。往往每天都要在上过罐的罐口部位重复上罐。

第一次上罐以后，罐口部位可能有出疱、出脓水、出泡沫、出凝血等现象。这些东西都是从人体内排出的病气和垃圾。起罐以后，要把这些疱用竹片削成的竹针或竹牙签挑破，用消毒棉球或卫生纸吸干脓水，并在罐口部位轻轻擦拭，将罐口部位清理干净。挑疱用的竹针、竹片要薄，针尖处最好带有斜坡，斜坡的作用是防止竹尖扎肉。挑疱时，使竹尖的柄在高处，避免脓水顺针柄流到手上，使斜坡的针尖总在皮肤的上方。

由于第一次上罐确定了罐口部位，下一次上罐就要求对准罐口部位的位置。与常见拔罐疗法一样，排毒拔罐疗法重罐时的上罐过程，也要遵循最后合罐口部位下端的原则，才不至于烧伤皮肤。为了找准罐口部位，上罐时，将火投入罐内，再将罐子的一侧靠在上过罐的罐口部位一端，从这一侧向另一侧合罐，同时要注意最后合罐口部位下端。当罐口部位的疱比较多时，为了不使罐具边缘压在疱上，可以用不拿罐子的手将皮肤向罐内推一推，帮助把有疱的部位吸入罐口，以免罐口压疱。

人体内的病气和体内垃圾往往不能一次排净，需要许多次重罐。在重罐的过程中，罐口部位在经历变色、出疱、排脓水等异物的过程以后，还要经历不再出疱，不再排脓水，罐口部位表面结痂，痂自动脱落，皮肤表面恢复正常这几个阶段，即完成一个疗程的治疗。当罐口部位不感到痛痒以后，皮肤基本恢复正常，才可以停止重罐。如果在拔罐过程中的某一个阶段或者某一天没有重罐，也无大碍，只不过延长了治疗的时间。最好能连续坚持重罐，中间不要间断。

上罐手法不熟练的操作者使用火罐，有时可能会炽出一点儿热气和火苗，患者略感疼痛。遇到这种情况不要紧张，再将伤处扣在罐内进行重罐。几次就可痊愈，不会留下痕迹。

一般情况下，第一次起疱，如果不重罐，起的疱很快就会消失，皮肤很快就会愈合，不留痕迹。但是，不重罐的治疗效果要差一些。应该坚持重罐，虽然有可能当时留下痕迹。重罐次数越少，痕迹越重，因为把病都聚到皮肤上了，没有排出去。我们在介绍排毒拔罐疗法时，都要先告诉患者会有痕迹，也会消失。一个疗程结束以后，罐口部位的皮肤表面都会逐渐恢复正常，留下的痕迹很快就会消失。如果皮肤没有完全恢复正常就停止重罐，也就是没拔彻底就停止重罐，皮肤表面会留有病气的痕迹。这些痕迹虽然能够被皮肤逐渐吸收，但是要经历一段较长的时间，大约几个月以后或者过一个伏天。病气留得多，痕迹也重，吸收和消失得也慢。

有一些患者，病没有治好就停止了治疗，停止了重罐，皮肤上留下较深的痕迹。经过较长的时间也不见有消失的迹象，仿佛还加重。这种现象表明该部位的病灶仍旧存在，而且继续外排病气，病气的继续产生使皮肤痕迹久不消失而且略有加重，我们可根据痕迹消失的情况如何，判断病灶去除与否。如果皮肤痕迹较重，就应该继续重罐，消除病灶和痕迹。

重罐时，若罐口部位因红肿及水疱结痂而表面呈现干硬的情况，在拔罐前，可先用湿热毛巾敷软，以减轻干裂引起的疼痛。

过去有人认为拔罐子容易成瘾，不拔还难受，这句话用于普通的拔罐疗法时确实是对的。它说明了一个现象和道理：病气从罐口部位向外排，并不因起罐而停止，只不过外排的力量小了，速度慢了一些而已，这是一个好现象。体内有病气和垃圾存在，经过吸拔以后，此处的经脉疏通了，病气容易从此排出，如果此时停止拔罐，就会感到难受。疾病已经找到了一条外排的通路，你又把这条路堵住了，不让它排出去，能不难受吗？所以，应该坚持连续拔罐，采用排毒拔罐疗法，也证明了排毒拔罐疗法的必要性。

四、重罐产生的疼痒感

无论采用负压罐，还是采用火罐，排毒拔罐疗法在治疗过程中都会产生疼痒感。

排毒拔罐疗法产生的疼痒感指疼痛和发痒两种感觉。

上罐时产生疼痛的原因有两个：一是由于罐口皮肤不能很快适应罐内压力的变化而产生疼痛。在皮肤适应了压力的变化以后，大约经过 2～3 分钟，这部分疼痛就会消失。二是由于前一次上罐引起的罐口部位表面充满了疱，在重罐时，可能使罐口压在疱上而引起疼痛，这部分疼痛，只要手法熟练和正确，完全可以减轻甚至避免。也可以先采用较小的罐具，再采用大一号的罐具重罐，可以减轻或避免压疱的疼痛。

起罐时产生疼痛的原因与上罐时是一样的。如果使罐内进气的速度缓慢一些，分几次进气，就可以减轻疼痛感。采用负压罐，能减轻起罐时的疼痛，因为它不用手指按压皮肤。

由于留罐时间较长，在留罐这段时间内，病气和体内垃圾排出，会使患者产生疼痒感。一般情况下，上罐一两分钟后，上罐的疼痛会随着皮肤对负压的适应而消失，大约半小时左右，又会感到疼痛开始逐渐加剧，这个时候才进入疾病外排的高峰，很多人再坚持 10 分钟左右就可能承受不了，于是起罐。火毒较重的患者，罐口部位常常有疼痛感，同时因病情轻重、出病的快慢不同，疼痛的程度也不同。风湿较重的患者，罐口部位常常有痒的感觉，也因病情轻重、出病的快慢不同，痒的程度也不同。许多患者既患有风湿，也患有火毒，所以罐口部位的表现是又痛又痒。痒的感觉一般出现在疼痛之后，因为火毒在上，风湿在下。一般的规律是先排火毒，后排风湿，出病气、火毒的现象是疼，出风湿、出风寒的现象是痒。

当体内垃圾基本排完以后，罐口部位不再出疱，开始结痂，结痂部位的皮肤逐渐愈合、恢复，这时的痒感逐渐强烈，有的人会感到奇痒无比，无法忍受。这种痒与出风寒的痒是不同的。虽然这两种痒有所不同，但是，为了将风寒、风湿尽快的吸拔出去，为了帮助皮肤愈合得更快更好，必须坚持拔罐，将病气出完，痒感消失，才能真正痊愈。

有的患者在起罐以后，仍会感到病气聚集在罐口部位，不上罐就感到难受、疼痛和发痒，主动要求上罐，甚至一天之内重罐3~4次。这是病气集中排除期特有的现象，这种情况也表明了排毒拔罐疗法即使在起罐后病气仍然外排。

排毒拔罐疗法要求每个罐口部位每天至少上罐一次，以罐口部位皮肤基本恢复正常为一个疗程。在出病高峰期间，罐口部位痒得强烈的情况下，可以每日上罐2~3次，甚至更多次，但应适当拉开上罐时间的间隔，如早、午、晚，甚至半夜均可上罐。

五、病灶反应

在拔排毒罐的治疗期间，由于病情的原因，一些患者可能出现病灶反应。即以前患过的某种疾病的症状，在拔罐治疗期间很可能再次表现出来，这就是病灶反应。是由于以前患过的疾病没有根除，病气潜伏在体内，就像江河的淤泥被潮水推到了某个小河汊里一样，病气在经络的某个子络、孙络处潜伏下来。经过排毒拔罐疗法治疗以后，经络开始畅通，潜伏在小沟岔的病气再也藏不住了，就像江河疏通以后，更大的潮水将支流的淤泥冲刷出来，卷入江河一样。旺盛的经气，将潜伏的病气驱赶出来，随同经气运行，通过罐口部位强迫排出。当病气活动起来以后，就可能出现病灶反应。这种现象经常被人误解为病情加重而且拔出了其他毛病，因而中断治疗。其实这是治疗过程中的正常现象。随着治疗的进行，再坚持几天，就会将病灶拔除，反应消失。黑岩东五在《真空净血疗法》一书中写道，“痰与咳一时虽似有增加”，也是一种病灶反应的现象。还有一些患者会出现泻肚，肛门赤痛，排尿发红、发黄等排风寒、排火毒的反应现象，这些都属于治疗过程中的正常反应，不必吃药，随着拔罐的继续，病灶反应会自然消失。病灶反应的持续时间不会很长，一般几小时或1～2天，个别病情较重，病程较长的患者持续一周甚至半个月，一两个月也是有的。

下面将拔罐治疗过程中患者的病灶反应现象总结如下。

头部的反应情况有：头疼、头昏、耳鸣、眼红、流鼻涕、牙痛、出鼻血以及嗳气、打嗝、吐白沫（肺、气管病的反应）、掉头发等，还有上、下牙出现一阵阵凉飕飕出风并伴有扎骨的感觉。

躯干部的反应情况是：发热、发冷、关节痛、筋骨抽搐，全身疼痛。发冷时甚至盖被都不感到暖和，直打寒战。发痒，经常整宿地抓挠也不解痒，这一般是肺病治疗的现象。更有甚者，有时全身不能动弹，腿脚不好使，这一般是腰腿病治疗中的表现，反应时间很短。发热的情况一般是低热，持续的时间一星期至一两个月都有，这是自身免疫力在与病灶斗争的过程中出现的反应。

脚部的反应情况有：脚臭、脓疱、烂脚丫等。一般脚部的反应是肾病和心脏病引起的。

疾病的种类多种多样，程度不同，病灶反应的现象也不尽相同。采用排毒拔罐疗法，要事先知道可能出现的病灶反应，才不至于出现时被动，不知所措。还有许多的病灶反应现象，都要靠每个人自己去体会，去总结，当您体会到了，才会真正理解它。

当出现病灶反应现象时，不能惊慌，要放下心来。病灶反应是病气外排的必然现象，吃药打针也没有用。有的人处理红肿现象就是又打针又吃药，其实，不打针、不吃药同样也会结痂并恢复正常。有人做过试验，在拔罐治疗口腔溃疡时出现低烧（37℃左右），连续接近两个月，吃扑热息痛也不起作用。

如何判断拔罐过程中出现的异常现象是否是病灶反应呢？只要分析一下在拔罐治疗期间有无其他可能引起病灶反应的因素，就可以明确了。刚开始采用排毒拔罐疗法的人都要经过一段体会的时间，经历过几次以后，自然能体会到病灶反应现象。

病灶反应是排毒拔罐疗法的一个很重要的特点。许多有效的治疗方法都有这个特点。如果惧怕病灶反应，就不能采用这个方法。

六、罐口部位表面情况的分析

不同的疾病，排除的垃圾和病气也不同，罐口部位的表现也不同。在达到吸拔力度和时间要求的条件下，罐口部位在起罐后出现的情况大致可分为 4 种：

第一种情况是罐口部位皮肤发白，手摸发凉，起白水疱。这种情况表明患者风湿重一些；如果只是罐口部位皮肤发白，没有其他现象，表明患者贫血；如果罐口部位皮肤发白、发凉，不起白水疱，表明患者风寒较重；若白疱中夹有白沫，而且留罐时感到痒，表明正在排风湿和风寒。

第二种情况是罐口部位呈黑紫色，表明火毒重一些，病火较大。紫的程度不同，病火轻重的程度也不同。有的时候罐口部位的外圈发紫，圈内颜色无大的变化，表明有风火在上，但是也有风寒在下。

第三种情况是罐口部位皮肤颜色没有大的变化，但是起的是黄疱，或者黄绿疱和脓水，表明身上的炎症比较重。

第四种情况是第一、二、三种情况的混合，既有风寒、火毒，又有风湿、炎症。留罐时感到疼痛，表明先排火毒，后来感到奇痒，是后排寒湿。

吸拔了比较长的一段时间以后，罐口部位一般不再出东西了，可是继续拔罐，经常会出现一两个大血疱，而且在留罐期间，会感到一阵阵针扎似的疼痛，这通常是深处的病毒向外排的现象。

每个人的情况是不会一样的，罐口部位的表现也不会一样，每个人都可以总结出自己的经验。因人而异，因病而异，不要大惊小怪。只要坚持拔罐和重罐，都可以使各种现象消失，皮肤恢复正常，治愈疾病。

七、排毒拔罐疗法的三个过程

对于久病不愈的患者，排毒拔罐疗法的治疗过程大致可以分为 3 个阶段，即排毒期、出病期和恢复巩固期。

排毒期是指留罐时从罐口部位向外排出体内垃圾的阶段。这个阶段罐口部位会出现水疱、黄白赤水、黏稠物质等各种现象。由于病情的轻重，疾病的不同，年龄的差异，体内垃圾的数量也不同。体内垃圾越多，这个期间越长。儿童和年轻人的体内垃圾较少，这个阶段一般很少有。成年人这个阶段可能较长，每个罐口部位的排毒期可持续一两个月。

出病期，即病气外排的阶段。一般可持续 1～2 个月，儿童 3～5 天。这个阶段的表现是水疱基本出完，不再继续出新疱，不再出异物。在留罐的时间里，罐口部位不断出现比较重的疼痛感或较强的痒感以及其他不同的感觉，罐口部位可能出现凝血、白沫、黑疱等。

恢复巩固期，是指罐口部位表面结痂，痂开始脱落，直至皮肤表面完全愈合。这个阶段大约两个月。

以上 3 个阶段互相交叉，有时并不截然分明，只是一般规律，也有例外。患者可能治愈较快，也可能较慢，与拔罐时的力度、留罐时间的长短、上罐次数的多少都有很大的关系。也并不是某几个罐口部位拔到时候了，病就会好的。由于较深层的疾病需要分解的时间，需要向外表病的时间，所以，在原来的罐口部位还可能再拔出疱，但是不会像第一次那么多，而是越来越少，也不会再有那么强烈的疼痛。

以上是针对一个罐口部位而言的。对一个中年人而言，这 3 个过程大约需要半年到一年的时间。

【第四章】

经络学说与排毒拔罐疗法

中医的经络学说是中华文明的宝贵财富，中医经络学是针灸学的理论基础，也始终指导着排毒拔罐疗法的运用。了解经络学说的内容，掌握经络各部分的组成和作用，掌握穴位和各脏腑的功能以及具体分布情况，是十分必要的。

一、经络的概念

经络是人体内部经脉和络脉的总称。“经”有路径的意思，“络”有联络、网络的意思。古人云：“脉者，血脉也。血脉附气，周于一身，循环无间，……”“经络之相贯，如环无端”。这些话告诉我们：经脉的运行，昼夜不休。血气在其中周布流行，使人体各部分的机能得到濡养、调节，从而使人体保持正常的活动。

气血在人体经脉中的周布流行和自然界的江河流水相似。江河有直行的干道，有旁行的支流，有蓄积水量起调节作用的湖泊，有周流灌溉的沟渠，有受灌溉的田园。经络系统也是这样，它包括通行气血纵横的干道——十二经脉。旁流别行的支流——十二经别，溢蓄诸经脉气的湖泊——奇经八脉，网络周布全身的沟渠——络脉，还有受经气濡养的田园——经筋、皮部和五脏六腑。

二、经络的分布

经络学说中的经脉，分为阳经和阴经。人体各部分阴与阳的关系是：内为阴，外为阳；里为阴，表为阳；胸为阴，背为阳；脏为阴，腑为阳。内外是指四肢的内侧和外侧。经络学说将阴阳的概念与人体部位和脏腑的属性相结合，以脏腑与胸膈位置的上下关系来确定经脉是走手还是走足，从而确立了十二经脉的名称，并用于医治人体的疾病。

1. 十二经脉的名称和走向

十二经脉的走向是指经脉中气血运行的方向。经脉中的气血，像江河中的流水哺育两岸的生命一样，滋润和濡养着人体各部分器官。它的名称和走向，见表 1、图 1。

十二经脉以人体的脊椎和胸中线为基线，左右对称，即脊椎左边有的穴位，在脊椎右边对应的位置上也有相应的穴位。前胸中线左边有的穴位，在右边对应的位置上也有相应的穴位。十二经脉有一定的顺逆走向，相互衔接，彼此通气，阴阳表里配合，内属脏腑，外连肢节，将人体各部分紧密地联系在一起，组成一个上下左右，内外统一的有机生理系统，维系着人体的正常生理活动。

十二经脉在躯干的分布

就浅表划分：手三阴经行于胸中，手三阳经行于肩背

表 1　十二经脉的名称和走向

足三阴经	足太阴——脾经 足厥阴——肝经 足少阴——肾经	由足走胸
内为阴，脾、肝、肾在胸膈位置以下，故其脉在下肢内侧。见图 1–a。		
手三阴经	手太阴——肺经 手厥阴——心包经 手少阴——心经	由胸走手
肺、包络、心在胸膈以上，故其脉在上肢内侧。见图 1–b。		
手三阳经	手阳明——大肠经 手少阳——三焦经 手太阳——小肠经	由手走头
外为阳，由手三阳与手三阴脏腑表里关系，腑经随脏、大肠、小肠，三焦经随心、肺、包络在上肢外侧。见图 1–c。		
足三阳经	足阳明——胃经 足少阳——胆经 足太阳——膀胱经	由头走足
胆、胃、膀胱随脾、肾、肝经在下肢外侧。见图 1–d、e、f。		

部，腹部的经脉有足三阴经和足阳明经，侧腹部有足少阳、足厥阴经，背部有足太阳经。见图 2。

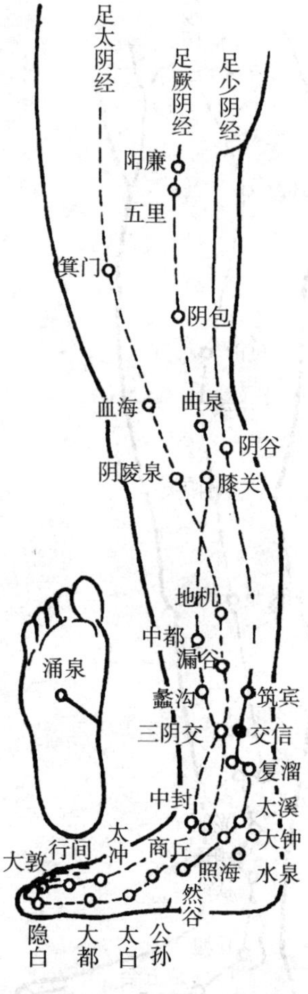

图 1–a 下肢内侧部腧穴示意图

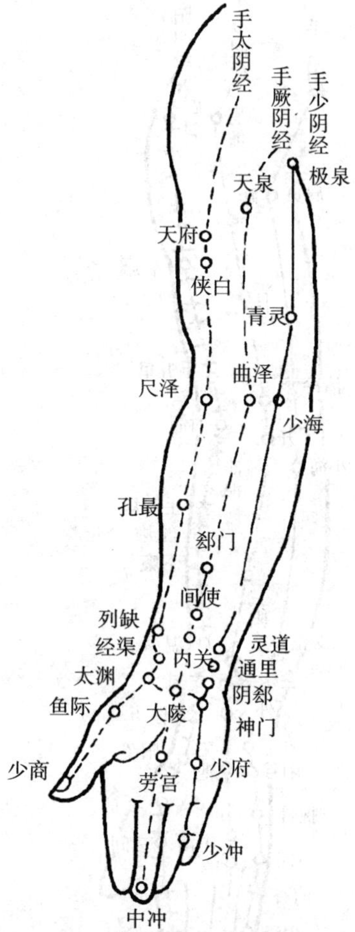

图 1–b 上肢内侧部腧穴示意图

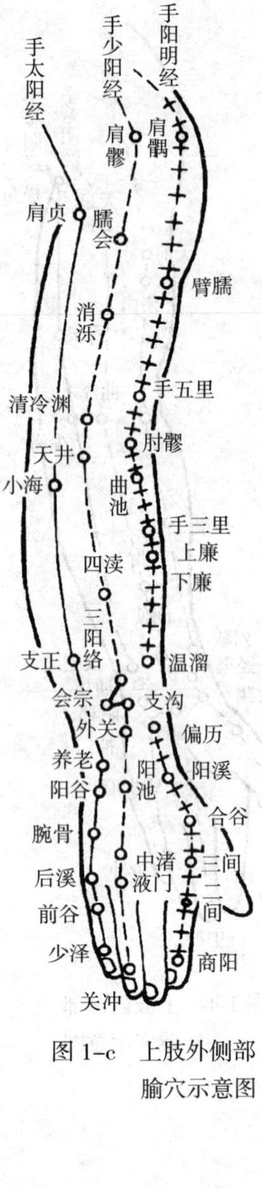

图 1-c　上肢外侧部腧穴示意图

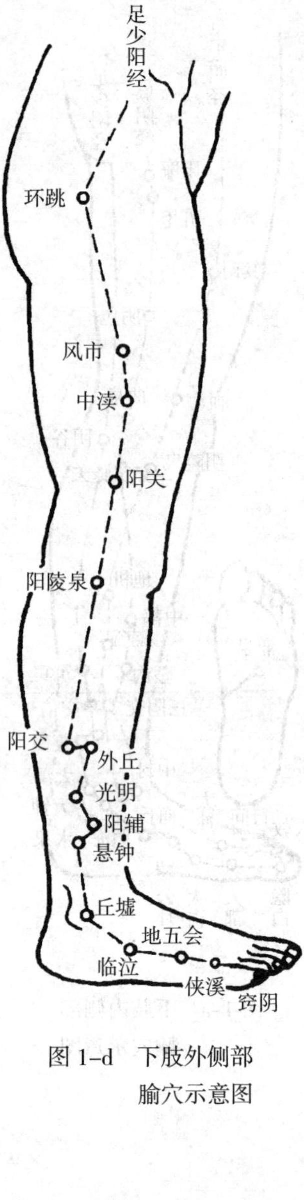

图 1-d　下肢外侧部腧穴示意图

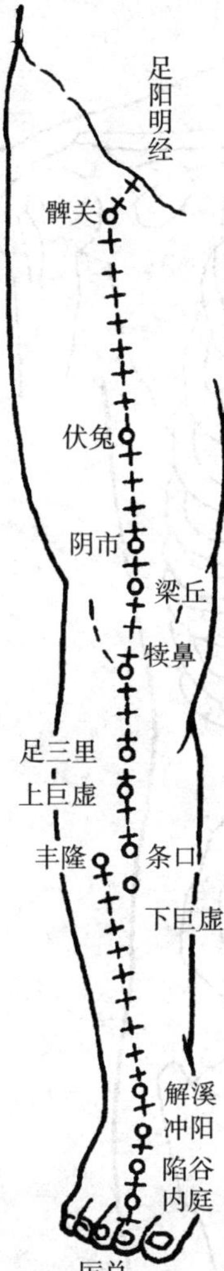

图 1-e　下肢前部
腧穴示意图

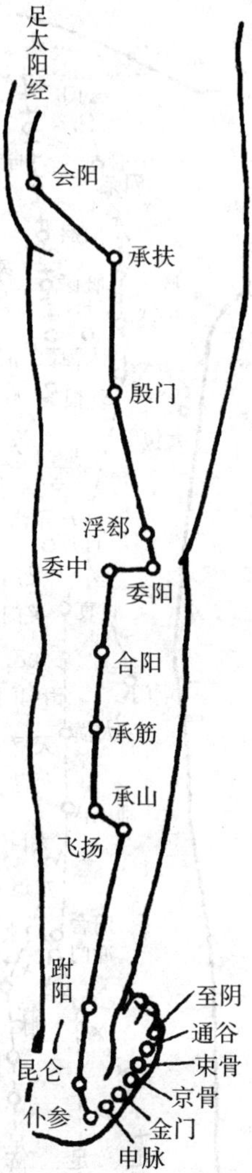

图 1-f　下肢后部
腧穴示意图

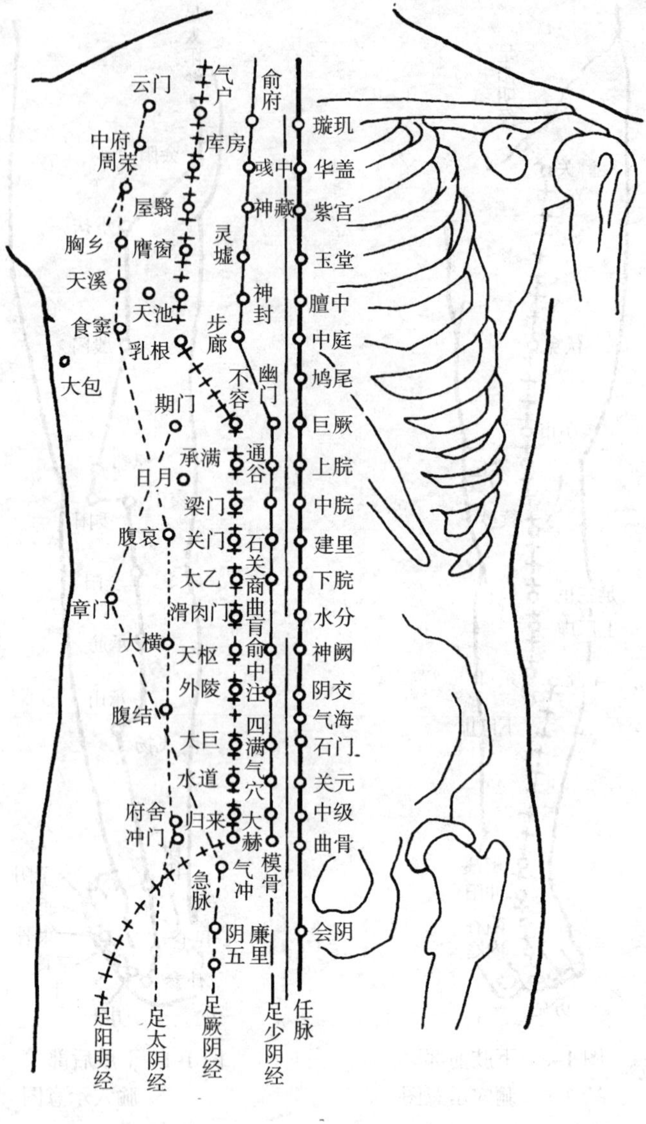

图 2–a　胸腹部腧穴示意图

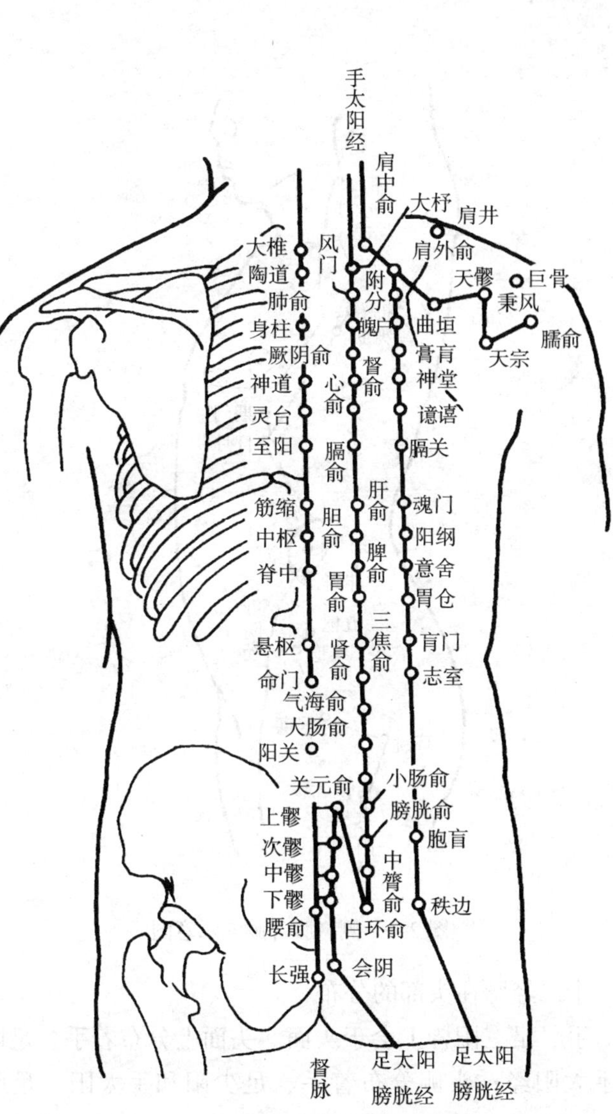

图 2-b 背腰部腧穴示意图

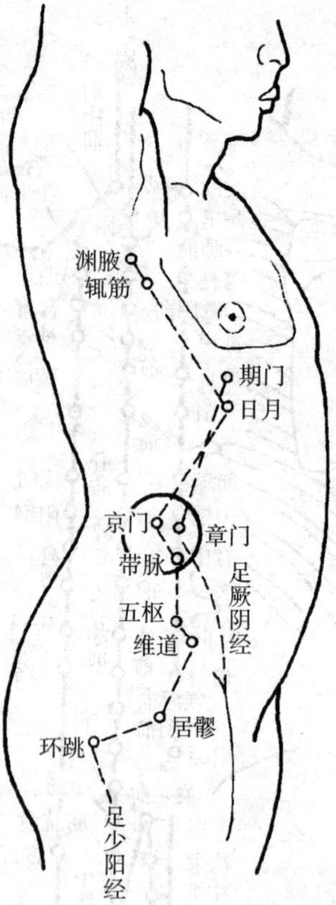

图 2-c　侧胸腹部腧穴示意图

十二经脉在头部的分布

手、足三阳皆上会于头面。头面上分布着手、足阳明和手太阳经；头侧分布着手、足少阳和手太阳、足阳明经；头后面分布着足太阳经和足少阳经。阴经一般均不上头，但心经上目系，肝经连目系，且脉深行于头内，与阳经浮行于头表浅部是不同的。了解头部经脉分布的情况，了解头部疾患所在的部位，可知是哪条经脉的病，对于指导治疗头痛及其他头部疾患，意义重大。见图3。

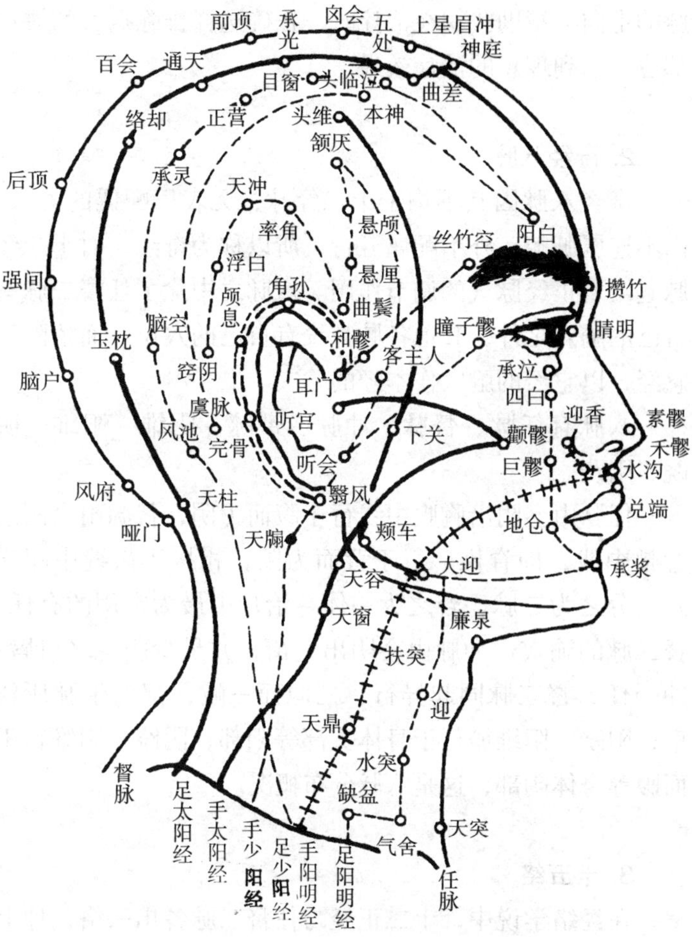

图3 头部腧穴示意图

十二经脉走向的简易记忆方法：将双手上举，人的前胸腹为阴，后背腰为阳，所有的阴经都上升，所有的阳经都下降，即“阴升阳降”。这四个字形象地说明了十二经脉的走向，帮助我们在治疗时，正确选择排除病气的罐口部位，达到理想的治疗效果。

2. 奇经八脉

奇经八脉因其不拘于十二经脉，无表里配偶的关系，内不连属脏腑，外不配属五行，所以称为奇经，对十二经脉起溢蓄正经脉气的调节作用。八脉之中除了任督二脉有自己的腧穴之外，其他各脉都没有自己的穴位，而依附于它经，以它经的腧穴作本经的腧穴。

八脉有任脉、督脉、冲脉、带脉、阴维、阳维、阴跷、阳跷。

任脉由会阴沿胸腹中线行于腹而为阴，督脉由会阴沿背腰中线，即脊椎，行于背而为阳，相接于齿缝中龈交穴，分之为二脉，合之为一体。治疗中最为常用的有任、督二脉的腧穴。冲脉由会阴出气街，并足少阴绕络口唇；冲、任、督三脉同起异行，三源而三岐，都为带脉所约束；阳跷、阳维循行于身体头部等阳部；阴跷、阴维行于面腹等身体阴部，这是八脉分布概况。

3. 十五络

在经络学说中，十二正经与任督二脉各出一络，加上脾之大络，总称十五络。

《灵枢脉度篇》说：“经脉为里，支而横者为络，络之别者为孙。”络脉自经脉别出，本身再分为无数细支，称为孙络，经脉浮现于体表的，称为浮络，络脉在皮肤上暴露的细小血管为血络。络脉遍及全身，组成了一个网络系统，来辅佐经脉循环之不及。如以自然界的现象来比喻，则经脉是江河的主干道，络脉是分流交错，起灌溉作用的沟渠。

经脉常不可见，可见者皆络脉。所有的络脉皆属于经脉。由于络脉分而又分，到络入与其为表里的它经时，已成无数细支，不能指出其一定的部位。

4. 腧穴、俞穴、募穴、八会穴

腧穴：络脉出入正经时，经气注输的点站为腧穴。

《灵枢小针解篇》说：“节之交三百六十五会者，络脉之渗灌诸节者也。”这是说，人体365个腧穴，经脉中的气血，通过它们注于络脉，渗透到四肢百骸，全身各部。不论是外邪内传，由络而经，还是病由内生，先经后络，也皆经腧穴入传。治疗的实现，也是通过腧穴将病邪排出体外。

俞穴：是指脏腑经气输注背部的一些特定穴位。俞穴位于脊椎两旁足太阳膀胱经上。其上下排列与脏腑位置的高低顺序相一致。当各经发生病变时，常在该经背俞穴有所反映。

募穴：是指脏腑经气汇集在胸腹部的一些特定穴位，与背俞穴相对应。募在阴，俞在阳，由于募穴与脏腑部位更为接近，所以，脏腑有邪多反映于募穴。

“募”有结聚的意思，偏于静的一面。“俞”有转运之意，偏于动的一面。《难经》说：“阴病取阳，阳病取阴。”即五脏有病，多取背俞治疗，六腑有病，多取募穴医治。因此，某一脏腑有病时，可取其所属俞穴或募穴进行治疗。真空排毒拔罐疗法在治疗时，背俞更为常用。“俞”穴即有转运之意，可以通过对俞穴的治疗，将汇聚在五脏的疾病由里表到外，转运到俞穴，通过拔排毒罐排除。见表2。

表2　十二脏腑俞募表

腧穴	募穴	脏	腑	腧穴	募穴
肺俞	中府	肺	大肠	大肠俞	天枢
脾俞	章门	脾	胃	胃俞	中脘
心俞	巨阙	心	小肠	小肠俞	关元
肾俞	京门	肾	膀胱	膀胱俞	中级
肝俞	期门	肝	胆	胆俞	日月
厥阴	膻中	心包	三焦	三焦俞	石门

八会穴：人体的脏、腑、筋、骨、髓、血、脉、气八个方面，各有一个精气聚会的穴位，称八会穴，多分布于躯干部。八会穴的使用原则是：根据症候判断是属于哪一个方面的疾病，则在与其相应的穴位和区域进行治疗，见表3。

表3　八会穴

八会名	脏会	腑会	气会	血会	筋会	脉会	骨会	髓会
穴名	章门	中脘	膻中	膈俞	阳陵泉	太渊	大杼	绝骨

5. 十二经皮部

十二经脉都有支出的络脉。这些络脉浮行于体表皮肤部，各有一定的分布区域，就是十二经皮部。各经皮部，也可以说是该经在人体皮肤表面的反应区。《素问·皮部论》中说："皮者，脉之部也，邪客于皮则腠理开，开则邪入客于络脉，络脉满则注于经脉，经脉满则入舍于脏腑也，故皮者有分部，不与而生大病也。"这句话是说：十二经皮部是经脉的一部分，病气接触到皮部则毛孔开，病气进入络脉，络脉满则进入经脉，经脉满则进入脏腑，所以，皮肤也分成各经脉的分部。不了解这些内容是会产生很大不足的。

人体皮肤的各个部分，都代表着一定的经络渗灌区域。十二经皮部反应区，是十二经脉通过腧穴作用于体表皮肤而形成的。腧穴是经气出入正经的点站，皮肤通过腧穴与附近的络脉——浮络、孙络相互联系，进一步与经脉发生作用，因此，无论是由经入脏，还是由脏传经，都可以通过十二经皮部来传递信息。外邪内侵，比如寒气内侵，可以由皮肤到腧穴，再通过腧穴传入经脉，以至传入内脏。阳气、正气也可以通过这样的途径传入内脏。也可以通过十二经皮部反应区，将侵入经脉，进入内脏的外邪、内邪，采用拔罐的方法吸拔出去。

6. 脏腑及经络的表里阴阳和五行相生相克的关系

脏腑的阴阳表里所属经络和五行相生相克的关系可以从表 1 和图 4 看出。

五脏六腑对应的五行关系为：大肠与肺为表里五行属金，膀胱与肾为表里五行属水，胆与肝为表里五行属木，小肠与心为表里五行属火，胃与脾为表里五行属土。

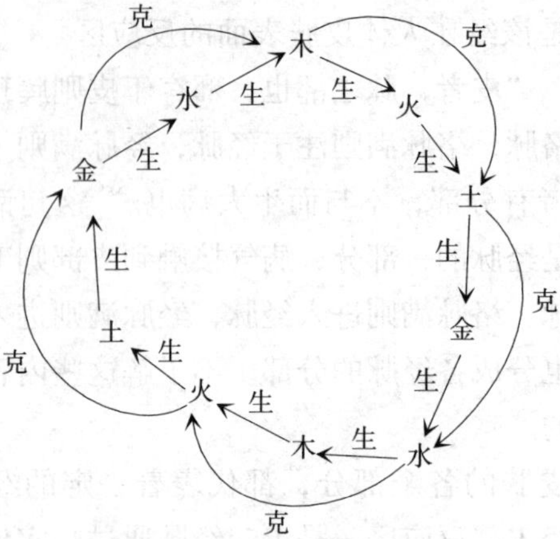

图 4　五行相生相克关系图

阳气纳入三焦，故三焦不入五行而为阳气之父；阴气纳入心包，故心包不入五行而为阴血之母。

五行相生的关系：

金生水，水生木，木生火，火生土，土生金。我们可以用下面的办法帮助理解：金属表面受凉而结水珠，可谓金生水；草木浇水才能活，谓水生木；木能生火；火熄灭后灰烬为土，是谓火生土；山中之土埋藏着金矿，是谓土生金。

五行相克的关系：

金克木，木克土，土克水，水克火，火克金。同样，我们可以用下面的办法帮助理解：铁锯伐木，为金克木；树木之根抓土，为木克土；水来土囤，为土克水；水能灭火；熔化金属用火，是火克金。

明确了相生的关系，可以帮助我们在治疗脏腑之病时确定和选择上罐部位。明确相克的道理，可以帮助我们了解脏腑的一部分病因。

三、排毒拔罐疗法在五脏六腑皮部上的应用

有十二经脉的皮部，也有五脏六腑的皮部。五脏六腑的皮部是距离该脏腑较近的皮肤表面区域，即覆盖该脏腑的皮肤表面区域。由于络脉分而又分，往往不能分清哪一部分络脉属于哪条经脉，邻近络脉之间的紧密联系，使络脉之间相互传送经气得以顺利进行。五脏六腑的皮部与脏腑之间通过距离很近的络脉紧密联系，因此，脏腑的皮部可以为治疗脏腑的疾病提供很好的途径，也为通过脏腑来医治经络之病提供了很好的途径。

脾生血，肝藏血，肺主气，肾藏精，心主神志。从五脏六腑的作用可以知道，十二经脉的经气，必须禀受五脏六腑之气而产生。五脏六腑生化气血津液，通过十二经脉输送并濡养人体各部分器官。五脏六腑是十二经脉经气的生发之源。同时，五脏六腑之间又接受十二经脉的灌溉。中医经络学说既强调由经络医治脏腑之病，也强调经脉的疾病可以通过脏腑得到医治。现在，我们通过五脏六腑的皮部治疗脏腑之病。排毒拔罐疗法正是发挥十二经皮部和五脏六腑皮部的作用，利用罐具的负压效应进行治疗。它主要吸拔五脏六腑的皮部和十二经皮部区域，将侵入脏腑的风寒、火毒、淤血、痰湿等，经体表皮肤吸引出来，把体内垃圾和病气吸引出来，使经脉得以畅通，脏腑功能得以健全，从而气血能够渗灌到全身各个部位，就会出现

"通则不痛"的好效果。排毒拔罐疗法根据五脏六腑皮部在躯干的位置，将胸腹和背腰部的相应区域，划分为肝区、肺区、肾区、胃区、脾区等罐口部位，体现了排毒拔罐疗法的特点和作用原理。

排毒拔罐疗法是一种综合性的疗法，虽然经常能在缺医少药的条件下起应急的作用，但是更适用于治疗各种慢性疾病。它不同于药物针对某一种疾病治疗的特点，排毒拔罐疗法在吸拔的时候，不管什么样的病气、病毒都一样向外排。气随血行，脾生血，肝藏血。肝区、脾区是排毒拔罐疗法最常用的部位。采用此方法，会使患者的身体达到气血畅通、舒筋活络、精神复活、阴阳平衡的状态。

根据罐口部位的表现。采用排毒拔罐疗法可以实现自我诊断的功能。

如果上罐以后的力度和时间都达到要求，罐口部位皮肤表面正常，说明该部位无病；若反应不明显，说明只有轻微的不适。如果上罐以后，留罐 20 分钟左右就起疱，而且疱比较多，说明病比较多；如果 40 分钟还没起疱，或者只起了很少的疱，说明病比较少；如果 40 分钟起满疱，疱特别多，一个挤一个，密密麻麻的，说明病比较多，应该及时治疗了。

排毒拔罐疗法有一个明显的缺点：就是会引起皮肤的局部疼痛，这种疼痛往往使人难以忍受，又不是一天两天就能结束的。我们自己在重罐的时候也是十二分的不愿意，但是想到疾病的危害，想到治病所要遇到的各种不方便，特别是想到一些疑难病寻医的困难，还不如坚持拔罐。排毒拔罐疗法引起皮肤的局部疼痛，也并不是特别可怕，也是能够克服和忍受的。因为虽然皮肤疼痛，可是心里面舒服得多，只要有毅力，几个月的时间，很快就会坚持过去。

用排毒拔罐的方法，进行自我诊断，及时治疗，可以预防一些疾病的发生，特别是一些突发疾病的发生。这是多么重要的一件事情，怎么能不做呢?

四、五脏六腑的机能及相互关系

1. 五脏的机能

(1) 心：心主神志，主血脉。其华在面，开窍于舌。心是血液运行的动力。心功能失常，则会出现失眠、多梦、健忘、谵妄、不省人事等症状。

心包有保护心脏的作用。外邪入心，首先侵犯心包，如高烧所致的神昏、谵语就是心包受邪的表现，又称热入心包。

(2) 肝藏血，主疏泄。主筋，其华在爪，开窍于目，性喜条达而恶抑郁。

肝有贮藏血液和调节血量的作用。当人休息的时候，大量的血液回藏于肝。当人体活动的时候，肝脏搏出贮存的血液，供给人体的需要。肝血不足，可出现两目昏花，筋脉拘急，关节屈伸不利，以及妇女月经少，甚至闭经。

肝主疏泄，即疏散畅通之意。肝通过疏泄达到精神情志的调节，使之心情舒畅。脾胃的运输和消化水谷的功能，也要靠肝的疏泄，否则出现一系列消化不良的症状。

胆汁的分泌、排泄及帮助消化，也要靠肝的疏泄。

肝主筋，其华在爪，“爪为筋之余，筋为肝所生”。肝有病，可见指甲凹陷变形或色泽枯槁。

肝开窍于目，肝经上连目系。眼睛与五脏六腑都有关系，其营养全赖肝血和五脏六腑的精气供给。肝功能如何，可以从眼睛反映出来。

(3) 脾：脾统血，主运化水谷精微和水湿，主肌肉四肢，其荣在唇，开窍于口。

脾统摄血液，因脾能溢气，脾气虚则血液由脉管内溢于外，可出现月经过多、便血、崩漏等症。

脾主运化，包括运化水谷精微和水湿两个方面。

饮食入胃，经过胃的腐熟后由脾来消化吸收，将其精微部分，上输与肺，再由心肺输布全身。如脾的这种功能失常，则气血生化无源，易出现四肢肌肉消瘦、全身倦怠无力、腹胀便溏等症状。

运化水湿，脾有促进水液代谢的作用。脾可把人体所需要的水液运到周身各部，以发挥其濡养滋润的作用。代谢后的水液，由膀胱排出体外，从而维持人体内水液代谢的相对平衡。如脾的这种功能失常，可出现水湿潴留的各种病变，如痰饮、水肿、腹泻、腹水等。

脾主肌肉：肌肉消瘦失养，四肢沉乏无力，是脾失健运的表现。

脾荣在唇，开窍于口。若运化水谷精微失职，则见口唇萎黄不泽。开窍于口，说明人体的饮食、口味与脾的功能有关系。脾气健旺，则饮食旺盛，口味正常；反之，饮食不振，口淡无味。湿邪固脾，可出现口腻、口甜等症状。

(4) 肺主气：肺气不足，呼吸无力，语言低微。

肺主肃降，通调水道：肃降是清肃下降的意思。水液的代谢，不仅和脾的运化有关，与肺气的肃降也有密切关系。通过肺气的肃降作用，才能保证水液的运行并下达于膀胱。肺失肃降，气机不利，肺气上逆，则可出现咳喘、胸闷等症状。若失去通调水道的作用，就可导致水液停留，而出现小便不利等症状。

肺合皮毛，主要表现为肺气具有温煦、润泽皮毛和防御外邪的作用。当身体抵御外力的免疫力不足时，外邪可乘虚而侵入人体。鼻是呼吸的通道。肺热壅盛，肺气不宣，则出现咳嗽，甚至呼吸急迫、鼻翼翕动等症状。

(5) 肾藏精：精有两个含义，一是五脏六腑水谷之精，二是藏肾本赃之精，即生殖之精。肾与人体的生殖、生长、发育和衰老有着密切的关系。

肾主骨主髓，骨起支持人体和保护内脏的作用，为人体的支架。此作用有赖于骨髓的营养。骨髓则由肾精所化生。因此，肾精充足而骨得到髓的充分滋养则坚固有力；反之，肾精虚少，髓不养骨，则骨骼脆弱无力，甚至发育不全。脑为髓之海，肾精空虚的人，除腰酸腿软外，尚可出现头晕、健忘、失眠、思维迟钝等症状。

肾主水液，体内的水液除赖于脾的运化和肺的宣发肃降之外，肾也起着极为重要的作用。体内水液的潴留，分布与排泄，主要靠肾气的“开”和“阖”。排除水液为“开”，潴留一定的水液在体内是“阖”。“开”和“阖”，取决于肾阴和肾阳的功能协调，肾失去“主水”的功能，就难以维持体内水液代谢的平衡，会发生水肿等病症。

肾主纳气，肾有吸纳肺气的作用。只有在肾气充沛，纳气正常的情况下，才能使肺脏的气道通畅，呼吸均匀。若肾虚纳气失职，则出现呼多吸少的喘息症。

肾其华在发，开窍于耳及前后二阴。头发的营养虽然来源于血，但水不足则血不足，所以水不足，发不荣。耳的听觉有赖于肾精的充养，肾精不足，可出现耳鸣、耳聋等症状。前阴有排尿与生殖作用，后阴有排泄粪便的功能。尿的排泄虽在膀胱，但需赖肾阳的气化。生殖功能又为肾所主。故肾阳不足时，可出现尿频、阳痿等症状。大便也受肾气温煦作用的影响，脾肾阳虚者，可出现大便溏泄。

2. 六腑的机能

(1) 胆：胆汁助消化。胆汁味苦色黄，故胆病多见口苦，身目发黄等症。

(2) 胃：位于膈下，上接食道，下接小肠，上口为贲门，即上脘，下口为幽门，即下脘，中为中脘。

胃主受纳，腐熟水谷：饮食入口，容纳于胃，经过胃气的腐熟消化，下传小肠；其水谷精微，又依赖于脾，上输心肺，营养全身。

胃主降：胃的功能以下行为顺，若胃气不降，则食滞停留胃脘而致胀痛；胃气上逆，则嗳气、恶心及呕吐。

(3) 小肠：小肠的功能是分清泌浊。清者，吸收后由脾转输各处营养全身，浊者下注大肠与膀胱。小肠病变，除影响消化吸收外，还可出现小便的异常。

⑷ 大肠：上接小肠，下续肛门。功能是接收小肠传下的糟粕，吸收其剩余的水液，最后形成粪便排出。大肠病变，表现为大便秘结，便脓血，肛门灼热。大肠虚寒表现为肠鸣、大便溏泄。

⑸ 膀胱：位于下腹部，有储尿和排尿的功能。在水液代谢的过程中，津液必须通过肾阳的气化作用，才能变为尿液排出，膀胱也具有这种气化功能。若气化不利，可有小便不利或遗尿。膀胱湿，可出现下腹拘急、尿频、尿急、尿痛等症状。

⑹ 三焦：从部位来分，上焦是心肺，中焦是脾胃，下焦是肝肾、膀胱、大肠。从功能分，三焦是气血、水液运行的道路。上焦心肺行血气，布散津液；中焦脾胃腐熟水谷精微；下焦肝肾、膀胱、大肠排泄废料。三焦病变时，气化不行，水道不利，则停蓄水饮，泛滥而致水肿。

3. 脏与脏之间的关系

⑴ 心与肺：心主血，肺主气，两脏相互配合。血的运行，需赖气的推动，气也必须得到血的运载，才能敷布全身。血无气的推动，则血凝不行，而为淤血；气无血的运载，则气无所含，而涣散不收。

⑵ 心与脾：心主血，脾生血。脾气足则血有生化之源，而心血充盈。脾气虚则心血虚，常出现心悸、健忘、面色不华、食欲不振及周身无力等症。

⑶ 心与肾：心属阳居于上，肾属阴位于下，两者具有升降，阴阳相济的关系。心阳必下交于肾，肾阳必上交于心，而称作“心肾相交”，如心阳不足或肾阳亏虚，则

为心肾不交，常见心烦、不眠、腰酸、梦遗及滑精等症。

(4) 肝与肾：五行之中，肝属木，肾属水，水生木。肾藏精，肝得肾的滋养才能保持正常的生理功能。如肾阴不足，就会引起肝阴不足、肝阳上亢或肝风内动，可出现头晕、目眩、肌肉震颤、肢体麻木、抽搐等症。

(5) 脾与肾：肾藏精，需脾吸收的水谷精微的补充，但脾气的运化，又必赖肾阳的温煦才能发挥其功能。肾阳不足，不能温煦脾阳，可致脾阳不足；脾阳不足，不能运化水谷精微，可引起肾阳不足，这就是常见的脾肾阳虚症。

(6) 肝与脾：肝藏血主疏泄，脾生血主运化。脾胃的升降与肝气的疏泄关系极为密切。肝的疏泄调畅则升降适度，血液生化有源。若情志郁结，肝不疏泄，则脾胃升降失常，脾胃不和，常出现胸胁胀满、食欲不振、嗳气，不舒等症。

4. 脏与腑之间的关系

(1) 心与小肠：心与小肠在经脉上相互络属，互为表里关系。心火下移小肠，常出现尿少、尿赤、尿道糜烂等症。反之，小肠有疾，亦可出现心烦、口舌糜烂等症。

(2) 肺与大肠：肺与大肠互为表里，肺的肃降功能正常，则大便通畅，若大肠积滞不通时，又会影响肺气的肃降。

(3) 脾与胃：脾与胃互为表里。脾主运化，胃主受纳，脾主升，胃主降，而完成受纳、腐熟水谷和输转精微的作用。脾胃有变，均可出现消化障碍症状。

(4) 肝与胆：胆依附于肝，互为表里。胆汁的排泄及助消化，必赖肝的疏泄作用。而胆汁的排泄失常，也会影响肝，故肝胆病变时往往出现口苦、黄疸等症。

(5) 肾与膀胱：肾与膀胱为表里。膀胱的功能，取决于肾气的盛衰。肾气充足，则膀胱开合有度；反之，出现小便不利、遗尿等症。

5. 腑与腑之间的关系

腑与腑之间，主要是传化关系。人体对饮食的受纳和消化吸收，以及津液的输布和废物的排泄，均由六腑共同配合而完成。六腑在传化水谷中，需要不断的受纳排空，虚实更替，故六腑以通为顺，不能停滞，停滞则为病症，如脘腹胀满、大便秘结等。

学习和了解脏腑的机能及其相互关系，对帮助判断病因，确定治疗方法，选择上罐部位，有很大的帮助。在使用排毒拔罐疗法时就会得心应手，罐到病除，增强信心。

【第五章】
排毒拔罐疗法的具体措施

一、加强患者自身调节功能的措施

在人体的经络中，奇经八脉的作用如同湖泊，十二经脉的作用如同大江大河，湖泊对大江大河起着调节的作用。当大江大河水多的时候，流到湖泊储存起来，当大江大河水少的时候，湖泊储存的水又会回流到江河中去。奇经八脉对十二经脉，也起这样的调节作用：当十二经脉的经气过盛时，由奇经八脉储存起来，当十二经脉的经气不足时，由奇经八脉的经气加以补充。

治疗病人和提高自己的健康状况，也应该加强患者和自身的调节功能。这就要先疏通奇经八脉，因为奇经八脉中只有任督二脉有自己的腧穴，所以要先疏通任督二脉。二脉之中，先疏通督脉较好。

督脉中，大椎区在背腰的上部。尾根区在背腰的下部，热火在上，寒湿在下，一上一下，吸拔这两个部位对疏通督脉有很大的帮助。尾根区接近任脉，为了帮助疏通任脉，可在尾根区上罐。

任脉之中，前胸上部只有华盖区方便上罐，胸腹的下部可以选脐中区或气海区上罐，帮助疏通任脉。

通常情况下，人们主要通过吃药的方法排除疾病，吃药主要通过消化系统吸收，若消化系统出现问题，则不能顺利排病，当我们明白了这个道理，就应该先将消化系统医好，使身体恢复，增强排病的能力，这也是加强自身调节能力的一部分，主要通过吸拔胃肠区来实现。

二、减轻患者疼痛的措施

因为排毒拔罐疗法有痛、痒的特点，在进行治疗前要考虑尽量减少上罐对人们正常生活的影响，不要影响人们的行走、工作和劳动，同时又要考虑到把患者的疼痛感降到最低程度，然后确定上罐位置。

人之四肢，用来工作、劳动和运动，尽量不要上罐；人的头部，头发密，范围小，也不宜上罐；人的胸腹，皮肉松嫩，上罐时疼痛较重，不宜先上罐。

人的背腰，肌肉平坦而且面积较大，背腰部上罐疼痛比较轻。各脏腑的俞穴皆在背腰，奇经八脉中的督脉在背正中的脊椎线上。各脏腑皆在背腰有对应的上罐区域，如肝区、肺区、脾区、肾区、胃区等。在背腰两侧轮流上罐，既不影响人们的工作和休息，又能减少拔罐引起的疼痛。所以，人的背腰是排毒拔罐疗法的首选上罐区域。

如果先在前胸开罐，体内垃圾和病气在胸腹排出的较多，引起的疼痛当然会比在背腰部开罐要重。先通过背腰部排出大部分体内垃圾和病气，减少体内垃圾和病气通过胸腹排出的数量，就可以使拔罐的疼痛减少。其他位置罐口部位的选择也要考虑这个因素。这也是为什么任督二脉先疏通督脉较好的原因。有的人腿上患有风湿疼痛，只在膝眼拔罐，刚开始觉得效果较好，可是拔了几天罐反而觉得不太好，这是因为刚开始拔罐，是把罐口部位局部的疾病拔出来，所以感到有效果，其他部位的疾病还没有活动起来，当坚持拔罐几天以后，其他部位的病也活动起来，通过这个罐口部位向外排，所以又会觉得不太好，只有继续坚持拔罐，把经过这个罐口部位向外排的疾病都拔出去，才会觉得真正好受。所以我们一般情况下都是先拔背腰，既不影响工作，又能减轻疼痛，在拔膝眼的同时，也拔肝区。

由于罐口部位容易产生干裂、疼痛或吸拔得不彻底，结痂以后的皮肤上经常留下发红发黑的痕迹，消退慢。起罐以后，排病的力量减弱，使治疗的速度减慢。为了克服这些不足，可以采用起罐以后贴敷膏药的方法配合拔排毒罐。

起罐以后，将起了疱的罐口部位清理干净，再选择大小合适的膏药，按照贴敷要求，贴上膏药。在下一次上罐前，将膏药取下来，再将膏药上吸拔出来的脓都清理干净。在重罐结束后，罐口部位的表面清理干净，再将膏药贴上去，一贴膏药可以重复使用多次，以后如此重复上罐。结合外敷膏药的拔罐方法可以保持罐口部位始终向外排病，而且罐口部位的痕迹也会减轻，当然也会减轻一些疼痛。针对不同的疾病，可以外敷不同的膏药。

通常应该根据病情选择不同药物成分的膏药，如果您没有特殊的膏药，常见的独角莲膏就可以使用。但是不用膏药也完全可以治愈疾病。我们介绍膏药，是为了配合治疗特别难治的疾病，确保治愈。

以前，沈阳有速效止痛拔癌膏，使用时也常常拔起疱，与排毒拔罐有异曲同工之处。差别在于膏药药力小但药力持久，排毒拔罐力度大但力度不持久；膏药费用大而且需要医生诊断，排毒拔罐费用小而且可以自己操作。如果不是急症或致命的疾病，完全可以只采用排毒拔罐。如果是特殊的疾病，二者结合，战胜疾病的可能性更大。拔排毒罐以后配合敷膏药，皮肤上留下的痕迹比较轻，痕迹消失得比较快，痊愈的速度也快。

三、病气外排时的分流措施

人体的气血沿经络周而复始地运行，体内垃圾和病气外排也要沿着经络从罐口部位向外排。随着年龄的增长，人体内的垃圾数量也会增多，所患疾病也可能不止一种，如果只从一个罐口部位排出，可能拥挤不堪，需要的时间也长，严重的出现红肿现象。特别是患长期慢性病的病人，经常会出现红肿现象。这种红肿现象，许多人没有经历过，常常误以为是发炎、感染了，于是就停止拔罐。遇到这种情况的时候，可以在红肿的罐口部位附近，沿经络运行的方向，再开一个罐口，将体内垃圾和病气外排的通道增加一个。

治疗疾病时，在某个部位上罐，排出的体内垃圾和病气较多较急，出现红肿现象时，在这个罐口部位附近，增加罐口部位，以分散排出的体内垃圾和病气，我们将这个措施，称为病气外排时的分流措施。至于再在何处开罐，可以参考上罐区域图和经脉分布图，在同一经脉的循行路线上确定。

四、心区、腰中区后上罐的措施

患有中、重度心脏病的患者，病因各不相同，治疗时应当先扫清外围病因。在疏通任督二脉的基础上，再疏通肝、脾、肾、胃、肺区，将风寒和火毒的来源先清除，相应的经脉先行疏通，最后，对心脏的体表皮部进行拔罐，心区是最后施治的部位，这是治疗心脏病应该遵守的原则。心区包括前后心区以及左乳根部。不要使体内垃圾和病气主要通过心区向外排，以免增加心脏负担，这样可以减少病灶反应。

对于患腰间盘脱出的患者，应该同时在肠区（包括左右肠区、结肠区）和腰中区、腰区上罐，减少从腰间盘处排病，减轻腰间盘的负担。

五、上下同时上罐的措施

许多人所患的疾病中，既有风寒、风湿的成分，也存在火毒的因素，所以，我们在上罐的时候，采用上下同时上罐的措施。这是因为火和热是向上走的，寒湿是向下走的。中医以胸膈为界分上下，我们也这样来分上下。在上罐的时候，胸膈以上上一罐，胸膈以下也上一罐。这样做的好处是：不管是风寒、风湿，还是火毒，上、下同时上罐，总有一个能起到较大的作用。当风湿重的病人吸拔时，容易出现晕罐的现象，这是因为风湿活动起来，向上走，寒气攻心所致。这时就应该在下部有一罐，起到排风寒、减轻晕罐的作用。同样的道理，对火毒大的患者，在上部上罐排火毒，可以降低血压，起预防的作用。在以后的内容中，读者也可以分析出这样的上罐规律。

【第六章】
排毒拔罐疗法依据的科学原理

一、《真空净血疗法》一书的启发

《根治型拔罐疗法》一书出版以后，在一位老大夫那里，我们见到了一本沈阳科技情报研究所的藏书，书的名字叫做《真空净血疗法》。

《真空净血疗法》一书的作者，是一位名叫黑岩东五的日本人。书中介绍，在20世纪40年代，黑岩东五患了肺结核，由于缺少抗生素，当时肺结核几乎是无药可医。他想既然无药可医，那就寻找一个不用药的方法进行治疗。他找到了拔罐的方法，并且开始自己给自己拔罐治疗。

黑岩东五于1943年春夏之间的两三个月期间，从未间断过在胸口的黑斑处连续试验，每次吸器（火罐）过后，黑斑均难立即消失。他在胸口的表皮轻轻划破几处伤口，然后扣紧火罐，5分钟后移开时，发现紫黑色的血块在吸起之中。他深信是体内淤血，其后仍继续试行，痰与咳一时虽似有增加，但经两三个月后，已无过去每日清晨必咳出一杯浓痰的现象。而且日见减少，同时感到“一向冷漠的心情和困难的呼吸状况也越来越轻松”。终于在

1944年底痊愈出院，其后一直健康，“未曾使用过一瓶抗生素，亦未用过一次PAS（对氨基水杨酸）”。他依靠拔罐的方法，治愈了自己所患的肺结核，活了下来，而同病房的其他人却没有能够活下来。

黑岩东五用拔罐的方法治好自己所患的肺结核病以后，就从事了医生的职业，用拔罐的方法为人治病，后来，他写出了《真空净血疗法》一书。这本书出版以后，在日本的销量达到1000万册。我们都知道，日本是世界上人口平均寿命最长的国家。从黑岩东五所著的《真空净血疗法》一书的畅销情况也能看出一些原因来。

拔罐疗法在我国有几千年的历史，它是中华医学文明的一个重要组成部分。历史上广泛的文化交流，使拔罐疗法在世界各地得到广泛应用，同时也得到了发扬光大。黑岩东五在《真空净血疗法》一书中，将人体生理学中关于人体内呼吸过程中的气体分压差原理，用于分析拔罐疗法的治病机制，给了人们一个定量的、容易被人理解的认识，也给了我们进一步启发。虽然人体生理学原理早已在医学界被人们所认识，但是，将人体生理学原理与拔罐疗法联系起来，用于解释拔罐疗法的基本原理，黑岩东五做出了重大的贡献。他对待科学的认真态度以及顽强战胜疾病的精神，尤其值得我们学习。

许多介绍拔罐疗法的书都讲过拔罐疗法的科学原理，但是大部分都是讲中医的经络，讲的是拔罐的刺激作用，而真正用数据分析的却很少。读过《真空净血疗法》一书以后，通过对人体生理学原理的学习，我们进一步弄清楚了排毒拔罐疗法的科学原理，才明白为什么排毒拔罐疗法能治病，能治哪些病。这将进一步指导我们去使用排毒拔罐疗法治病，促使我们更加努力地发扬光大排毒拔罐疗法。这也是我们为什么续写《排毒拔罐疗法》一书的原因之一。

二、血液循环、微循环和淋巴系

人体的循环系统是运送血液和淋巴液的一套密封的管道系统，包括心血管系和淋巴系两部分。

心血管系由心脏和血管组成。血液在心脏的推动下经动脉至毛细血管分布于全身，然后再经静脉流回心脏。如此循环往复，形成血液循环。

血液循环的主要功能是完成体内的物质运输，即运输营养物质、代谢产物、氧和二氧化碳等。

微循环是指循环系统中在微动脉和微静脉之间的部分。血液循环最根本的功能是进行血液和组织之间的物质交换，这一功能就是在微循环部分实现的。

淋巴系是由淋巴管和淋巴器官（淋巴结、脾、扁桃体等）组成的。淋巴管是静脉回流的辅助装置。淋巴器官是机体的防御器官，能产生淋巴细胞和抗体，在机体免疫反应中起重要作用。

淋巴管包括毛细淋巴管、淋巴管，淋巴干和淋巴导管4种。

毛细淋巴管以盲端起于组织间隙，逐渐变成淋巴管。淋巴管以深筋膜为界可分为浅、深两种。浅淋巴管常与浅静脉伴行，收集皮肤和皮下组织的淋巴。深淋巴管多伴随深部的血管走行，收集肌肉和脏器的淋巴。全身淋巴管先汇合成几条比较大的淋巴干，最后再集合成两条淋巴导管，即胸导管和右淋巴导管。它们分别注入左、右静脉角(颈内静脉与锁骨下静脉相交处)。

胸导管收集全身3/4（左侧上半身和整个下半身）的淋巴液；右淋巴导管收集全身1/4（右侧上半身）的淋巴液。

淋巴结是滤过淋巴的重要器官。当淋巴流经淋巴结时，淋巴结所产生的淋巴细胞即进入淋巴流中，共同形成淋巴液。淋巴结的网状细胞等还能吞噬侵入淋巴中的细菌或有害物质。淋巴结具有造血和防御功能。各群淋巴结都接受身体一定区域或一定器官的淋巴回流。浅、深淋巴管在向心走行的过程中都通过淋巴结。

我们在拔罐过程中常常要选取罐口部位，通过对血液循环系统中淋巴干管的认识，我们知道，在左侧上半身取罐口部位，可以对左侧上半身和整个下半身起较大的作用；在右侧上半身取罐口部位，对右侧上半身起的作用较大，对整个下半身起的作用就要差一些。

三、人体内呼吸过程中的气体分压差原理

在黑岩东五的书中，数据的单位是毫米汞柱(mmHg)。现在，我们采用的数据单位是国际单位制，来介绍人体内呼吸过程中的气体分压差原理，帮助我们更好的理解排毒拔罐疗法的治病原理。

众所周知，我们每天都在呼吸，呼吸是在进行气体交换，呼吸是维持人体生命活动所必需的基本生理过程之一。

空气中的气压是由空气中各种气体的分压组成的。在一定温度的条件下，每种气体的分压取决于空气中该气体的浓度和气体总压力。分子浓度较大的气体，其分压也较大。气体交换的动力是气体的分压，任何气体总是由分压高的地方向分压低的地方弥散。在气体交换的过程中，分压高的气体先透过薄膜弥散，这个薄膜可以是肺泡的，可以是细胞的，可以是血管壁的，也可以是皮肤的。

人通过肺部的呼吸，呼出二氧化碳，吸进氧气。吸气时，进入肺泡的新鲜空气使肺泡中的氧分压（13.56千帕）高于肺毛细血管中静脉血的氧分压（5.33千帕），而肺泡中的二氧化碳分压（5.33千帕）则低于肺毛细血管中静脉血的二氧化碳分压（6.1千帕），因而氧由肺泡弥散至动脉血，而二氧化碳由血液弥散至肺泡，也正是由于肺毛细血管中静脉血的二氧化碳分压高于外界的二氧化碳分压，所以才能呼出二氧化碳。这就是外呼吸。外呼吸包括肺与外界环境之间以及肺泡与肺毛细血管血液之间的气体交换过程，也叫肺呼吸、肺换气。气体交换的结果，肺毛细血管中的静脉血氧含量增高，而二氧化碳的含量减少，变为动脉血，然后，经过体循环运往全身，见图5。

组织细胞在代谢中消耗氧气并产生二氧化碳，使组织细胞中的氧分压低于毛细血管动脉端的氧分压，二氧化碳分压高于毛细血管静脉端的二氧化碳分压。在人体内呼吸的过程中，流到人体各部分组织的血液中，氧的分压为13.33千帕，二氧化碳的分压为5.33千帕~6.1千帕，而各部分组织细胞内，氧的分压为4.0千帕，二氧化碳的分

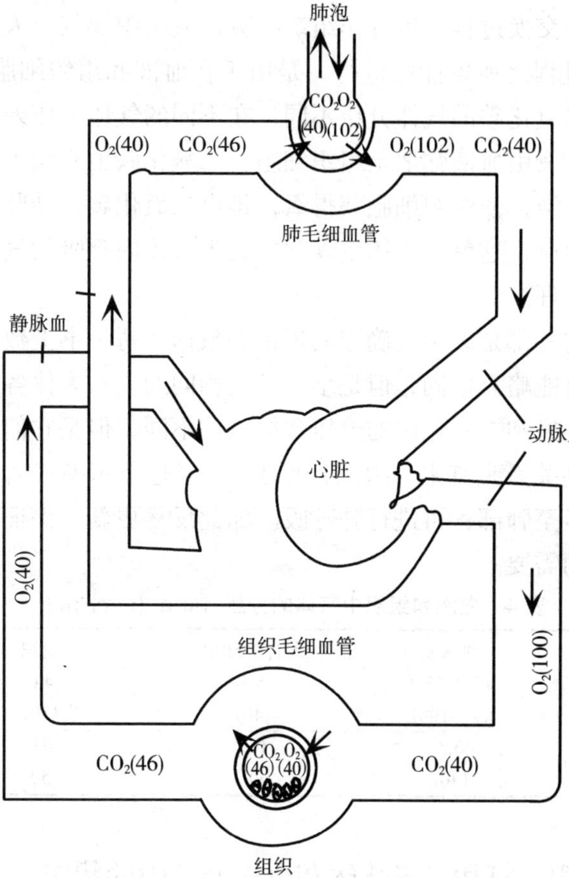

图 5　肺换气和组织换气示意图

压为6.67 千帕。因为动脉血中氧的分压大于组织细胞中氧的分压，在交换过程中，动脉血中的氧向组织细胞内扩散；因为组织细胞中二氧化碳的分压大于血液中二氧化碳的分压，组织细胞内的二氧化碳向血液中扩散。这就是人体的内呼吸过程。内呼吸是血液与人体各部分组织细胞间的气体交换过程，也称作组织呼吸，或组织换气。人体内呼吸过程之所以能够进行，是由于在血液和组织细胞中，氧和二氧化碳的气体分压不同。在不同的气体分压差的作用下，氧由血液弥散至组织细胞，二氧化碳由组织细胞弥散至血液，使组织细胞获得氧，排出二氧化碳，动脉血变为静脉血，这就是人体生理学中关于人体内呼吸的气体分压差原理。

这些都是医学上确定的理论和数据，每种书上数据的大小可能略有不同，但是结论都是相同的。在人体各部分组织中氧和二氧化碳的分压数据也许不同，但是它们的数据差别关系是基本一致的，见表4。经过组织换气后的静脉血运至肺部，再进行肺呼吸。如此反复更新，保证机体代谢的需要。

表4 血液和组织中气体的分压〔kPa（mmHg）〕

	动脉血	混合静脉血	组织
PO_2	12.9~13.3 （97~100）	5.3 （40）	4.0 （30）
PCO_2	5.3 （40）	6.1 （46）	6.9 （50）

四、氧和二氧化碳在血液循环中的状态

上一节叙述的气体分压差原理也许还是不能完全说服人。有人会提出：氧气是不溶于血液中的；也有人会说，血液中的氧是以离子状态存在的，所以血液中没有氧气，而且确实有人提出过这个问题。澄清这些问题对我们认识拔罐疗法的原理及作用是有很大帮助的。

由生理学我们知道，氧气和二氧化碳都以物理溶解和化学结合两种形式存在于血液中，见表 5。

表 5 血液中氧气和二氧化碳的含量（ml/100ml 血液）

	动脉血			混合静脉血		
	物理溶解	化学结合	合计	物理溶解	化学结合	合计
O_2	0.31	20.0	20.31	0.11	15.2	15.31
CO_2	2.53	46.4	48.93	2.91	50.0	52.91

虽然血液中以溶解形式存在的氧气、二氧化碳很少，但也很重要，因为必须先溶解才能发生化学结合。在肺换气或组织换气时，进入血液的氧气、二氧化碳都是先溶解在血浆中，提高各自的分压，再出现化学结合；氧气、二氧化碳从血液释放时，也是溶解的先逸出，分压下降，然后结合的氧气、二氧化碳再分离出来，补充血浆中失去的溶解的气体。物理溶解和化学结合两者之间处于动态平衡。

由此我们知道，氧气和二氧化碳是可溶于血液中的。组织换气虽然发生于液相之中，也必须经过气－液、液－气的转换。也正是由于气相的存在，才有气体的分压，才能使负压发挥作用。

古人在《难经》中说："血为营，气为卫，相随上下，谓之营卫。"许多书解释说，营气是血气，循行于脉内，司营养的作用；卫气则是一种行于脉外，司保卫作用的气。结合人体生理学，我们可以理解为："营"实际就是血，即血管中实实在在的血，循行于脉中，起提供营养的作用。"卫"实际就是溶解于血液中的气体，包括氧气和二氧化碳，它是一种比较剽悍疾利的气，由于它有气相的存在，经脉不能遏阻，行于脉外而起保卫血脉运行的作用。气－液、液－气的转换，就是保卫的过程，即人体内呼吸的过程。正是由于人体内呼吸的进行，才使得卫气能司保卫的作用。

五、皮肤组织

按照气体分压差的原理，当我们在皮肤表面拔罐时，罐内产生负压，皮肤组织细胞内的二氧化碳会首先冲破皮肤薄膜，被吸拔入罐内，这样，罐内的二氧化碳会越积越多，以至于罐内气体负压减小，罐具应该自动脱落。而实际情况却不是这样，实际情况是：有病的部位，上罐以后，罐子越收越紧。病越多越重的人，罐子也是越收越紧，经常是起罐时拿不下来罐，不得不将罐敲裂，才能起罐。这说明罐内的空气不是越来越多，而是越来越少。这种情况说明，只用气体分压差的原理，还不能完全解释排毒拔罐疗法的科学原理。我们还应该从其他方面进一步认识排毒拔罐疗法的科学原理。

因为拔罐是在皮肤上进行的，所以我们继续把皮肤作为研究对象，从皮肤的结构、组成和各部分的作用来继续认识排毒拔罐疗法的科学原理。

细胞由细胞质、细胞核和细胞膜三部分组成。许多相似的细胞和细胞间质有机地结合起来成为组织。皮肤组织由许多上皮细胞和少量细胞间质组成，排列成层，覆盖在身体的表面，具有保护、分泌、吸收和排泄等机能。

组织、细胞之间的空间称为组织间隙，其中为组织液所充满。组织液是组织、细胞直接所处的环境。组织、细胞通过细胞膜与组织液发生物质交换。

六、组织液和淋巴

我们在进行排毒拔罐的时候，常常吸拔出一些黏稠物质。一些医生说吸拔出的黏稠物质是组织液。因此，我们有必要弄清楚拔出的东西究竟是什么。到底是不是组织液？什么是组织液？为什么能拔出组织液?拔出组织液对人体是否有害？清楚组织液的产生、性质和作用，有助于理解排毒拔罐疗法所依据的科学原理。

血液流经体循环毛细血管时，在毛细血管的动脉端有液体渗出到组织细胞间隙，这种渗出液叫组织液。组织液是细胞生活的环境。细胞摄取营养物质和排出代谢产物，都要通过组织液与血液进行交换才能进行。毛细血管动脉端生成的组织液的一部分，又从毛细血管的静脉端回收到血液中，另一部分则渗进毛细淋巴管成为淋巴。淋巴经淋巴管最后回流到静脉，加入血液循环。

组织液与血液之间则通过毛细血管壁进行物质交换。

组织液存在于组织、细胞的间隙内，绝大部分呈胶冻状，不能自由流动。组织液凝胶的基质是胶原纤维和透明质酸细丝。组织液中有极小一部分呈液态，可自由流动。组织液中各种离子成分与血浆相同。组织液中也存在各种血浆蛋白质，但其浓度明显低于血浆。

组织液进入淋巴管，即成为淋巴液。因此，来自某一组织的淋巴液的成分和该组织的组织液非常接近。组织液和毛细淋巴管内淋巴液之间的压力差是组织液进入淋巴管的动力。组织液压力升高时，能加快淋巴液的生成速度。

组织液的生成和回收　其动力主要决定于两种力量。一是毛细血管的血压，这是将液体压出毛细血管的力量，称为滤过压；一是血浆胶体渗透压，它是将液体回收到血管中的力量，称为回收压。

七、血液和组织液之间的物质交换方式

血液和组织液之间的物质交换主要是通过扩散、滤过、重吸收和吞饮等方式进行的。

1. 扩　散

扩散是血液和组织液之间进行物质交换的最主要的方式。脂溶性物质。如氧气、二氧化碳，可直接通过内皮细胞进行扩散，因此整个毛细血管壁都成为扩散面，扩散的速率更高。

2. 滤过和重吸收

当毛细血管壁两侧的静水压不等时，水分子就会通过毛细血管壁从压力高的一侧向压力低的一侧移动。水中的溶质分子，如果分子直径小于毛细血管壁的孔隙，也能随同水分子一起滤过。在生理学中，将由于管壁两侧静水压和胶体渗透压的差异而引起的液体由毛细血管内向毛细血管外的移动称为滤过，液体向相反方向的移动称为重吸收。

3. 吞 饮

在毛细血管内皮细胞一侧的液体可被内皮细胞膜包围并摄入细胞内，形成小的囊泡。这一过程称为吞饮。囊泡被运送至细胞的另一侧，并被排出体外。因此这也是血液和组织液之间通过毛细血管壁进行物质交换的一种方式。一般认为，较大的分子如血红蛋白等，可以由这种方式通过毛细血管壁进行交换。

八、排毒拔罐疗法依据的科学原理

以上几节的内容，是人体生理学的基础知识。通过上面的学习，我们对人体生理学知识有了一定的了解，对理解下面的叙述，有很大的帮助。

1. 排毒拔罐使扩散、滤过和重吸收增加

由于排毒拔罐产生负压，被吸起的皮肤组织的状态与罐内负压联系在一起，改变了原有的二氧化碳和氧的分压平衡状态。罐口部位是负压，相对于罐口部位的负压来说，被吸起的皮肤组织内的压力是增加的，改变了原有平衡状态下组织液产生过程中扩散、滤过和重吸收的状态，促使组织液的扩散、滤过和重吸收增加。

一方面，在负压的作用下，更多的二氧化碳通过扩散的方式向静脉血中弥散，被排除出人体，组织细胞内二氧化碳的分压下降；动脉血中氧的分压大于组织细胞内氧的分压，使动脉血中的氧更多的向组织细胞内扩散；

由于组织细胞不断的消耗氧，产生二氧化碳，二氧化碳分压又会升高，组织细胞内新增加的二氧化碳继续向静脉血中弥散，被排除出人体，达到新的平衡。不断扩散进入组织的氧与组织内的其他物质进行化学作用，与病灶进行化学作用，减轻病灶，消除病灶，从而起到治疗作用。这是由于气体分压差原理，排毒拔罐疗法起到治疗和增进健康的作用。

另一方面，在负压的作用下，罐口部位皮肤组织中毛细血管动脉端的压力，相对于组织内的压力增加，毛细血管动脉端的滤过增强，有更多的液体滤过，产生更多的组织液进入组织，促使组织液胶体渗透压升高。胶体渗透压的升高，使毛细血管静脉端的重吸收也增加，重吸收将吸拔增加的二氧化碳经毛细血管静脉端排除。由于是溶于液体的二氧化碳，就像只有电压、水压，而没有回路，就不能形成电流和水流一样，罐具处于密封状态，没有形成回路，二氧化碳不能再进入罐内，而是进入了血液循环体系，被毛细血管静脉端重吸收，所以不能使罐具脱落。相反，血液循环的不断进行，还会使罐具内的气体溶于血液中带走，使罐具越吸越紧。这就是在第五节中我们提到的，为什么罐具没有自动脱落，而是越收越紧的原因。

2. 排毒拔罐使淋巴细胞增加

毛细血管动脉端的滤过增强，会产生更多的组织液进入组织，这些增多的组织液，一部分被重吸收，另一部分则成为增多的淋巴，生成更多的淋巴液，并流经淋巴结，产生更多的淋巴细胞，增强人体的免疫力，起到治疗和增进健康的作用。这是由于淋巴液和淋巴细胞的增加，人体免疫力的增强，起到的治疗和增进健康的作用。排毒拔罐的作用就是促进更多的组织液产生，促进淋巴细胞的增加，也促进了人体免疫力的增加。

我们来看一下淋巴的特性：

各群淋巴结（见图6）都接受身体一定区域或一定器官的淋巴回流。浅、深淋巴管在向心走行的过程中都通过淋巴结。来自某一组织的淋巴液的成分和该组织的组织液非常接近。

通过对组织液作用的知识可以知道：各组织依靠自己

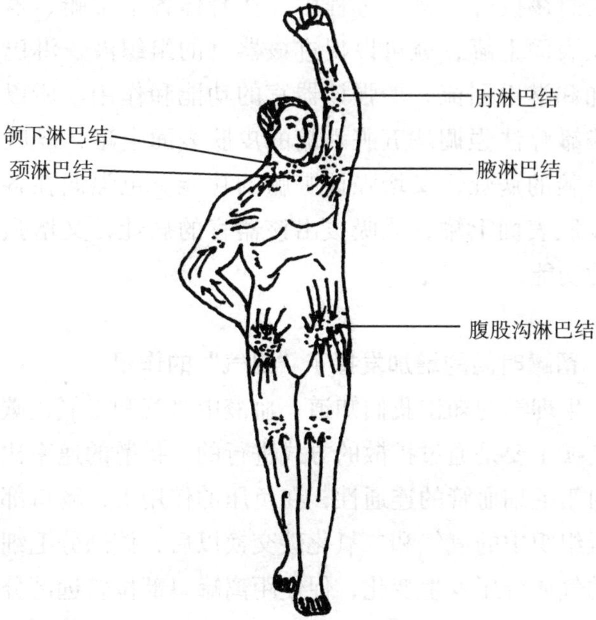

图6　淋巴结群

附近的组织液濡养，不断完成自己的功能，依靠自己附近的淋巴液，不断消除对自己的危害。我们通过拔排毒罐，增加各个组织的组织液和淋巴液，帮助各部分组织恢复和增强自己的功能。

另外，淋巴回流还能清除组织液中不能被毛细血管重吸收的较大的分子以及组织中的红细胞和细菌等。小肠绒毛的毛细淋巴管对营养物质特别是脂肪的吸收起重要的作用。由肠道吸收的脂肪的80%~90%是经过这一途径被输送入血液的，因此小肠的淋巴呈乳糜状。从中可以看出淋巴的具体作用。

我们在拔排毒罐的过程中，在身体各个脏腑、器官的皮肤表面上罐，就可以促进该器官的组织液、淋巴液的增加和淋巴回流，增强该器官的功能和作用。所以根治型拔罐疗法强调从五脏六腑的皮肤表面上罐，既吸拔出该脏腑的病灶，又增强该脏腑的功能。也强调在各器官的皮肤表面上罐，既吸拔出该器官的病灶，又增强该器官的功能。

3. 留罐时间的增加发挥了“卫气”的作用

由生理学的知识我们知道。血液中氧气和二氧化碳的气体交换主要是通过扩散的方式进行的，扩散的速率比较高。由于毛细血管的连通性，在负压的作用下，罐口部位及附近组织中的氧气和二氧化碳交换以后，该部分毛细血管中的气体分压发生变化，促使距离罐口部位较远部分血管中的气体的分压也发生变化。罐具吸拔的时间越长，越能促使距离罐口部位越远处血管中的氧气和二氧化碳分压随之发生变化，这些变化，也是促使这些部位的氧气增多，二氧化碳被更多的重吸收，同样也是促使这些部位的组织增加组织液和淋巴。使这些部位的组织产生上面所说的两种治疗和健康作用，也就是古人所说的卫气“是一种比较剽悍疾利的气，经脉不能遏阻，行于脉外而司保卫”的作用。

在应用《根治型拔罐疗法》的过程中，经常有一种病灶反应现象，就是在拔罐进行一段时间以后，会在脖子两侧、腋下、腹股沟等处鼓起扁桃体和淋巴结，按之略痛，再继续拔一个阶段就会自动消失。这就是排毒拔罐疗法的作用。由于吸力较大，时间较长，沿血管流动方向的组织中不断产生增多的组织液，进入淋巴管，成为淋巴液并经过淋巴结，产生更多的淋巴细胞，在淋巴细胞与病菌、病毒的斗争过程中，就会发生扁桃体鼓起。扁桃体和淋巴结鼓起又消失的现象，进一步说明了拔排毒罐能够促进淋巴的生成并起到治疗和增进健康的作用，也说明排毒拔罐疗法进一步发挥了卫气的作用。

4. 排毒拔罐使其他免疫细胞增加

除了淋巴细胞的作用以外，其他的免疫细胞也会在拔排毒罐的过程中发挥作用。比如，负压的产生，使毛细血管壁的渗透性增加，白细胞的渗出也会进一步增加，使白细胞的作用进一步增强。

中性粒细胞是血液中主要的吞噬细胞，自毛细血管渗出后被吸引到病变部位，吞噬细菌。中性粒细胞内含有大量溶酶体酶，能将吞噬入细胞的细菌和组织碎片分解，使入侵的细菌被包围在组织局部，防止病原微生物在体内扩散。当中性粒细胞吞噬数十个细菌后，其本身解体，释放的各种溶酶体酶又可溶解周围组织而形成脓液。当这部分脓液的数量较多，不能完全被体内的静脉血液回收和排出时，就会在负压的作用下，直接渗出到体外，形成了罐内的脓水，罐口皮肤表面也常常留有黏滞的脓沫和脓液，这就是为什么拔排毒罐能拔出脓水的原因。由于这部分脓水中的细菌已被中性粒细胞吞噬过，所以在排出体外以后也不会发炎和感染。如果罐口部位处的组织中没有病变部位，就不会有这些脓液，也就不会拔出脓水。所以我们说：有病才能拔起疱，没有病不会起疱。

当体内组织中没有形成病灶，只不过是有一些二氧化碳或小分子结构的物质，可以被重吸收排除；当体内组织中有稍大一些的病态分子，能够被淋巴系统排除；当人体某一部分组织有病的时候，这部分组织中就会有病态的组织液，由于这部分病态的组织液的分子结构比较大，正常情况下不容易被重吸收，也不容易被淋巴回收，长期滞留在体内形成病灶，出现中医所说的“不通则痛”一类的症状。在排毒拔罐持续负压的作用下，这部分病态组织液，冲破皮肤薄膜，从皮肤表面排出，这就是在排毒拔罐疗法的吸拔过程中为什么常常吸拔出黏稠物质。由于黏稠物质的分子结构比较大，在冲破皮肤黏膜的过程中，会产生比较强烈的疼痛感。我们把排毒拔罐疗法拔出的脓水、黏稠物质等统称为“毒”，用“毒”代表那些难以去除的病态物质和病灶，并且将这种拔罐方法称为排毒拔罐疗法。

5. 排毒拔罐疗法依据的科学原理

有两种交换过程，一种是人体内呼吸的气体交换过程，另一种是血液循环的液态物质交换过程，正是由于人体存在着这两种形式的交换过程，使得拔罐这种负压技术能够对人体的健康起到很好的治疗和增进健康的作用。由于人体内呼吸的气体分压差原理，组织内的二氧化碳被排除，氧补充进来，补充进来的氧与病灶发生化学作用，改变病态的物质，化解病灶；由于血液循环的物质交换过程，产生更多的淋巴细胞和免疫细胞，提高人体免疫力，排除病态的物质，排除病灶，这就是排毒拔罐疗法依据的科学原理。

对于拔罐过程中拔出的物质，黑岩东五在《真空净血疗法》一书中也有过记载。他将吸拔出的东西，送东京地方检验所进行过检验。他认为，吸拔出来的红细胞分子结构发生了变化，称之为带病的红细胞，吸拔出来的组织液的分子结构也发生了变化，他称之为带病的组织液。

由于罐内的负压较大，而且排毒拔罐的留罐时间较长，有足够的时间将这些不正常的组织液在负压的作用下，经皮肤吸拔出来，流向罐内。如果吸拔的时间较短，就不能充分发挥人体内呼吸的气体交换作用；病态组织液没有被完全吸拔出来就停止了拔罐，就不能发挥血液微循环的作用，就只能称为普通拔罐疗法，而不能称为排毒拔罐疗法。

目前，我们还没有对吸拔出的黏稠物质进行更科学的化验和分析，所以还不能得出确切的结论，有待于进一步的科学研究。但是，在接触和应用根治型拔罐疗法的人中间，不乏态度认真的人，仅我们所知，就有 3 个人自己联系医院对吸拔出的东西做过检验，力求证明拔出的东西到底是什么。只是由于技术手段有限，没有得到明确的结果。我们更希望有能力的医学研究人员在这方面能深入研究，得出更正确和完整的结论。

【第七章】

作者的经历和病例介绍

本书所介绍的拔罐经验和方法，首先是从二位老人和我们一家人的拔罐经历中总结出来的。后来许多人的经历也经常是这样，一个人通过拔排毒罐取得了好的效果以后，往往一家人都容易接受这种方法。

一、二位老人的拔罐经历

1. 肺结核、胃肠病、中耳炎和高血压、风湿病、心肌梗死

作者有两位老人，现在都已经接近 80 岁，他们为本书的撰写做出了很大的贡献。他们当中的一位，身材高大，但是在多年的工作和劳动中，患有严重的肺结核、胃病、痔疮、中耳炎等，由于胃肠有病，所以很瘦，在退休的时候身体虚弱，饭量很少，每顿饭只能吃两三个饺子。另一位身材不高，却很胖，但不是正常的胖，而是病态的胖伴随浮肿，腰围能有正常人的 2 倍，并患有严重的心脏病、高血压、风湿病等。退休前，他们也是经常寻医问药，可是仍旧疾病缠身。退休后的一天，那位患有心脏病的老人突然发作，被儿女们送到医院抢救，诊断为心肌梗死，由于比较多的医疗费用难以承受，只住了几天，老人

便在没有完全脱离危险的情况下坚持出了院。

出院以后，二位老人相伴到离家较近的小诊所就诊。为了节省药费，他们来到一家采用针灸加拔罐的方法为患者治病的诊所就医。这家诊所的医生已经50多岁，年轻的时候就采用针灸加拔罐的方法为患者治病，据说是祖传，远近名声很好。她的拔罐方法与众不同，经常是罐头瓶里的皮肤起疱出脓水。每天患者自带广口罐头瓶来到诊所，这位医生为患者针灸、拔罐，罐内扣针，一拔就是将近一小时，然后是患者互相起罐，自己收拾罐内的脓水，自己回家洗刷罐具。

尽管针灸和拔罐费用低，但如果时间长了，医疗费用也是比较可观的。那时，二位老人只有一个人有工资，每个月在诊所治病的二三百元也是不小的负担。

二位老人在年轻的时候就都会拔罐，由于平时忙于工作，很少有时间拔罐。在这个诊所治疗了一个阶段以后，他们想："难道只用拔罐不能治好自己的病吗?"二位老人当中的一位说："只有实践才能证明!咱们就在自己身上做试验!"从此，二位老人便开始了互相拔罐的治病过程。

开始的时候，他们采用火罐，拔罐工具是广口罐头瓶子。他们拿来十多个广口罐头瓶，用细磨石磨罐头瓶口，把瓶口磨得十分光滑，又取来报纸，裁成巴掌大的纸片，就用这些，开始了两人互相拔罐的历程。我们在书中介绍的拔火罐的具体方法，就是二位老人使用的方法。

那时，他们主要拔6个部位，有大椎区、尾根区、肝区、脾区、神道和腰眼（后来称为腰中区）。开始一天拔一次，每次都是四五十分钟，有时一小时。在拔了大约一个月的时间以后，一天得拔两三次。因为在拔了一个月左右的时候，起罐以后，罐口部位痒得受不了，还得再上罐，痒才能减轻。开始的一个阶段，每个罐口里都是满罐的疱，有黄色的、白色的，也有紫黑色的疱。密密麻麻一个挨一个，伴有脓水，有时是大半罐头瓶子的脓水，不仅仅是脓水，还伴有鸡蛋清状的黏稠物，一团一团的，看起来真有点儿吓人。但是，拔过罐以后，经常是感觉到心里好受。为了治病，为了省钱，他们仍旧坚持拔下去。

我们将拔罐以后大量出疱出脓水的现象称作“大盆（音 pèn）”。拔了 3 个多月出疱、出脓水的现象才开始减轻，用我们的话说，就是才过了“大盆”。

两位老人在拔罐的过程中都出现过呕吐的现象，出现过从胃往外吐的现象，胃里乱翻乱搅的感觉，有那么三五次。他们有时呕不出东西，呕的是气体，像吹喇叭似的。患有胃肠病的老人，吐出过胃里发红的一些东西。他们住在 3 楼，在屋里呕的声音，在楼道都能听见。

在“大盆”过后，他们仍旧坚持拔罐。随着拔罐的进行，他们的身体状况开始有了明显好转，于是每天拔一次，每次也都是将近一小时。

在后背吸拔了一年多以后，他们又开始拔前胸。主要拔肚子，拔肚脐及肚脐四周的部位，因为患有胃肠病，且有浮肿。治疗痔疮的时候，主要吸拔气海区和尾根区。患有中耳炎的老人在拔罐的过程中，耳中轻微流淌脓水的时间约有一年多。

患有浮肿的老人主要拔结肠。在肚脐的两侧偏下的位置，也就是我们后来称作“结肠区”的部位。拔了4个半月，吸拔出大量物质，在吸拔的过程中浮肿逐渐消失，大约拔了两年多才彻底消肿。

自从开始拔罐，他们就再也没有吃药，也没有打针。在两年多的拔罐时间里，他们一天也没有停止过，逢年过节照样拔。出病高峰期，有的罐口疼，有的罐口痒，照样还得拔，半夜痒得厉害也得起来拔。

经历了两年多的拔罐，二位老人中，瘦人饭量增加了，脸的气色转好，经常骑着自行车去几十里、甚至一百多里以外的地方钓鱼，也不觉得累。胖人也变瘦了，成为正常人的胖瘦，过去肥大的衣服和裤子现在都不能穿了。他们很长时间也没犯心脏病，也没有犯其他的疾病，隔三差五，每年都拔一段时间的罐，一直到现在，也有10多年了。二位老人终于只用拔罐就治好了自身所患的肺结核、胃肠病、痔疮、中耳炎和心脏病、高血压、风湿病等疾病，也用实践证明了单独用这种拔罐的方法，同样能治愈许多的疾病。

2. 膝盖硬伤

二位老人当中的一位在拔罐的前几年跌过一次跤，膝盖处碰坏了，当时上点儿药也就不疼了，以后的一段时间也平安无事。在拔罐治好了心脏病以后，有一个阶段她的膝盖很疼，她自己分析是以前跌过的地方又犯病了，可能是当时的淤血没有排干挣，才引起了现在的疼痛，到医院去治很可能要手术。想到这些，想到拔罐的经历，她就又开始用拔罐的方法，在膝盖的膝眼和膝盖上部（血海穴）

上罐，经常是每次留罐3小时以上，拔出来许多脓水、沫子、凝血等东西，每天2~3次，坚持拔了两三个月，终于把膝盖的疼痛病治好了。治好以后走路不费事，那时她不到七十岁，骑自行车也很顺利。每当我想起这件事。就回想起几年前我的一个伯母，在晨练的路上把膝盖碰伤，用了许多方法也没有治好，终因不能行走而去世。如果当时就知道这样拔罐能治好，她去世也不至于那么早。

二、我的家庭拔罐经历

1. 慢性胃炎、胃溃疡、十二指肠溃疡和风湿病

我是作者中最年轻的，现在50多岁了。还是在30多岁的时候，在医院做胃镜、钡餐透视，就发现患有慢性胃炎、胃溃疡、十二指肠溃疡。为了治好胃病，曾经采用过许多方法。比如，听说每天喝一杯啤酒效果好，有一个阶段就每天喝一杯啤酒；看医生；服用中药、西药、进口药。同时坚持到鸭绿江边锻炼，坚持到锦江山做气功，但胃部总是隐隐作痛，很难受。后来，二位老人对我说还是拔罐吧。于是教我拔罐的方法，我也就开始学习用广口罐头瓶拔罐。

为了学会用罐头瓶拔罐，我在自己胸腹及肚脐上罐，因为胸前能够自己拔。我用书中介绍过的操作方法，也就是二位老人教的拔火罐方法拔罐。

广口罐头瓶的罐口直径约6厘米，高约9厘米，比现在许多人常用的塑料罐的罐口要大一些。在拔罐以前，我也知道会疼痛，但究竟是怎样的疼痛却不清楚。第一罐我

并没有觉得疼，可是在第二天重罐的时候，刚一上罐，就觉得疼痛得很，火辣辣的，像刀割一样难以忍受，这时才真正体会到疼痛的滋味。可是想到为了治病，不坚持怎么能行呢!于是咬牙坚持继续上罐，一上罐就是40分钟。

其实，刚上罐的时候的疼痛也就是那么一会儿，大约不到一分钟的时间就疼过劲儿了，接下来就是坚持余下的留罐时间。大约过了二十五六分钟的光景，我又开始感到罐口部位发紧，逐渐又开始疼痛起来，而且疼痛的程度一点一点增强，我又坚持了一会儿，看着时钟的指针。盼着时间快点儿到，一看指针到了40分钟，赶紧起罐，有的时候差一两分钟，自己劝自己说，差一分钟不要紧。

起罐的时候，先将卫生纸按在罐头瓶的下沿儿，将罐内的脓水接住，再用右手的大拇指下压罐口边的皮肤。因为罐子收得紧，拇指下压皮肤，皮肤感到很疼痛，要咬紧牙关来坚持。起罐时的强烈疼痛丝毫不亚于上罐时的疼痛，也幸好是自己给自己拔罐，能慢慢起罐，大拇指一点一点下压，疼痛可以减轻一些。当罐子从身上取下的那一瞬间，就觉得“刷”的一下，罐口处凉飕飕的，轻松舒服极了。当罐子从身上取下的时候，将卫生纸向上一转，罐口部位的脓水就会被擦吸干净。

罐头瓶是拿下来了，还有满罐口的疱要处理。第一次上罐就起了满罐口的疱，和皮肤颜色差不多，豆粒儿大小的疱，一个挤一个，密密麻麻，看起来一二百也不止。第一次看见这满罐口的疱，确实感到吓人。因为二位老人事先告诉过，所以也并不感到意外。遵照二位老人的嘱咐，我用筷子削成一根很薄的竹针，一端带有斜坡，斜坡是用来防止针尖儿扎肉的。我用斜坡的尖儿来挑疱，就这样将这许许多多的疱一一挑破，将脓水吸干。仅挑疱的过程就用了半个多小时。

就这样，我在前腹部开始了拔罐治疗胃病的过程。

我在前腹部的肚脐左面上了一罐，起了满罐疱，在右面又上了一罐，也起了满罐疱。每天坚持重罐，每天都是满罐的疱和脓水。第一天只是满罐的疱，从第二天开始不只是满罐的疱和脓水，还伴有鸡蛋清状的东西，我把它叫做果冻。大约一个月吧，不出这些果冻样的东西了，但还是出脓水，不断有新的疱产生。最多的时候，罐子里的脓水接近半罐头瓶。罐头瓶约 9 厘米高，脓水能有一半。后来，这左右两罐的罐口皮肤表面在上罐时不再出疱，也不再出脓水了。我仍旧还在这两个地方重罐，一直到罐口皮肤表面结痂，逐渐痂也脱落了，我才停止拔罐。这时我的胃部仍旧没有感觉到好受。

我又在心口窝两侧各都上了一罐，肚脐和肚脐上面我也上了一罐，也和那两罐一样的情况，也是出疱、出脓水、出果冻样东西，我也是坚持拔到结痂、痂脱落，胃部仍有难受的感觉。这时候，我开始怀疑拔罐是否有效了。但是我又不甘心。我琢磨还应该在哪上罐呢？想来想去，只剩下罐口部位交界的地方没有上罐，于是我又在胸腹左侧上过罐的两个罐口部位交界的地方上罐。

这个罐子一扣上去，我觉得心中立刻敞亮起来，尽管罐头瓶子还在身上，可是心里觉得舒服多了。过了一会儿，再看罐子里面，其他地方都不出疱，只有两个罐口部位交界的地方出疱，正好是两个接近三角形的地方出疱。

这两个接近三角形的地方没有拔过，以前罐子拔过的地方一点儿疱也没出。后来许多人问我起疱是怎么回事儿，我说是有病才起疱，没有病不会起疱，这是我的一部分感性认识。我依然坚持拔到结痂、脱落。后来到市第一医院做胃镜，在做胃镜的过程中，医生说我过去得过胃炎、胃溃疡，现在已经长好了，溃疡的地方已经愈合了。由此，我证实了自己所患的胃炎、溃疡通过拔排毒罐，得到了痊愈。

2000 年 9 月，我的左胳膊感到酸麻胀痛，开始轻微，一天出现两三次酸麻胀痛的情况，逐渐越来越严重，次数越来越多，后来发展到左胳膊几乎整天都是酸麻胀痛，骑自行车时要把左胳膊放到背后，用右手扶车把，一直到 10 月份都是这样。我怀疑是风湿，也怀疑是心脏开始出毛病，于是在 10 月份又开始拔罐。因为怀疑是心脏出毛病，我在后背的上下左右开了 4 罐，就是肝区、脾区、大椎、腰中区。因为又怀疑是风湿，在左肩膀前后各拔一罐，在前肺上尖区，即靠近肩膀的凹陷处和对应肩后的天秉区上罐，希望能尽快治好这个病。那时用的是我们自己生产的全昱排毒罐，它的特点是吸力大，能容纳的脓水也多。而且能够自己给自己拔罐，即便是后背，也能自己拔。我这 6 个罐口个个是满罐疱，每天都能拔出脓水和果冻状的东西，而且常常是大半罐的脓水和果冻状的黏稠物。刚上罐的那一瞬间，疼痛得很，一分钟以后就开始过劲儿了，不感到疼痛。但是，再过半个小时就又开始疼痛起来，罐子抓皮肤特别紧，而且难以忍受，我一般都坚持留罐 50 分钟，拔前肺上尖区的罐子，在留罐的时候低头能闻到较浓的鱼腥味儿，每天每个罐口都拔两三次，早晚都拔。拔到两个半月时还没感觉减轻，于是我又怀疑是否能通过拔罐的方法治好。可是一想到上医院还得花钱，还不知道能不能治好，又想到自己整天宣传根治型拔罐，可事到临头自己就不相信了，岂不是笑话，就又咬牙再坚持每天拔罐。拔到 3 个月时，才感觉到病情减轻和好转。前肺上尖区已经拔不出东西，但是上罐以后，罐子是越收越紧，紧到受不了时，大约就是 40 分钟起罐时，只觉得一股热气呼呼地从罐口部位向外出，用手一摸，前肺上尖区拔出一个大硬疙瘩。当时真不知道以后能不能消，心想别管它了，消不消也无所谓。这个大硬疙瘩一年多以后才消。我在 3 个月以后感到酸麻胀痛开始减轻和消失，后来又坚持拔了一个阶段，酸麻胀痛彻底消失了。

2. 顽固性头痛、坐骨神经痛和腰间盘突出

我的爱人吴娟在多年以前就患有顽固性头痛，只要是能知道的药都用过，头痛起来，严重的时候希望用头撞墙，用硬东西垫在太阳穴下躺着，在太阳穴处按揉，经常按出个坑，也解决不了头痛的问题，看过许多当地的中、西医医生。一年 365 天，有 360 天是在不同程度的头痛中度过的，时间就在头痛和看病之间一天天过去。后来她也在二位老人的建议下用罐头瓶子开始了拔罐的历程。

我先在她后背的大椎、肝区、脾区、腰中区上罐，也是满罐的疱和脓水，重罐的时候也是有鸡蛋清一样的黏稠物，一团一团的。这些位置都要连续重罐一两个月才能不再起疱，不再出脓水，后来结痂、脱落，脱落干净以后还是坚持重罐一段时间，才更换位置。在上述部位拔好以后，又吸拔神道区、左右肾区、肝（脾）上尖、肝（脾）下尖、左右腰区等部位，前胸的华盖区、肚脐及其四周都拔遍了。在拔罐期间，她的头痛逐渐减轻，发作的次数也明显减少，即便发作，也能承受住，不像过去到处用头撞、敲。我们在拔罐的时候也不断地分析头痛的原因，认为头痛的原因是风寒、风湿串起来导致的。由于女同志容易受凉、受风湿，导致气血运行受阻，引起头痛。同时，由于妇女生理特点，受凉、受风湿也能引起妇科病，头痛的规律也经常在例假前后，所以，肚脐及小腹两侧也都吸拔。

由于风寒、风湿的原因，我爱人在头痛的同时，经常有腰疼痛的现象，左腿麻、木的感觉很重，脚后跟木胀胀的，没有知觉。经医生诊断为坐骨神经痛。

一次偶然的情况，她突然感到左腿不好使，走起路来一瘸一颠的。通过拍 CT，发现患腰间盘突出，在第四、五腰椎处突出，而且比较重。

我们都知道腰间盘突出这种病不好治，许多人花很多的钱也没有治愈，花上万元的都有。我们都是工薪阶层，哪有那么多的钱。只好依靠拔排毒罐来治疗。我们认为所患的坐骨神经痛、腰间盘突出都是由于受风寒、受风湿引起的，只要把风寒、风湿都吸拔干净，这些病就会好。于是，我们继续拔罐治疗。这时我们已经设计制造了全显排毒罐，并使用排毒罐拔罐。

除了在上面吸拔过的部位继续吸拔以外，又在环跳区（股骨区）、尾根区、委中区上罐，同样也是满罐的大疱，大半罐的脓水，也出黏稠物（我们称为果冻）。

我们为她在环跳区及其他部位上罐，持续拔了两三个月。为了加快治疗速度，每次起罐以后，又用独角莲膏敷在环跳区，下一次上罐前取下来，将膏药上的脓和沫子清理干净，起罐以后再敷上。通过在环跳区（股骨区）、尾根区上罐，她觉得以前得过的痔疮好了。但是坐骨神经痛、腰间盘突出还没有感到好转。

虽然我们坚持拔罐，我们也希望找更快更好的方法治疗。我们听说一家用特殊方法人工复位和按摩的诊所治疗效果比较好，于是去这家诊所治疗。但是，一个月两三千元的医疗费下来，也没见到明显的效果。这时距离发现她患腰间盘突出已有一年半的时间了。

接下来还是每天至少一次的拔罐，还是上面所说的部位。每一茬拔干净以后，停几天，估计等下面的病表上来再上罐，就这样，轮换着拔，长期的拔罐使罐口部位的皮肤表面粗糙得很，不得不在上罐前用毛巾蘸温水擦湿罐口部位的皮肤，避免罐具漏气。

每一个罐口部位在拔起疱以后，经过许多次的重罐，不再出脓水、结痂、脱落，我们就说：这是拔了一茬。停一些日子，这个部位还会继续表上来一些病，还会再出疱、脓水、结痂、脱落，这又是一茬。

在为吴娟拔罐的时候，看到了以前也出现过的一种现象：有一个罐口部位，大约在命门区，以前拔过很多次了，这次在这个罐口又拔了一个多月，罐口部位已经不出什么东西，只有三四个疱。每天这三四个疱也只出很少的东西。但是有一天晚上在留罐的时候，从其中的一个疱向外冒沫，不断地冒，这个疱不在罐口边上，而是靠近中央。这足以证明这些沫子是体内向外排的。以前有人说，拔罐时出沫子是因为罐具漏气，这并不完全对。漏气的罐具在内边缘冒沫。

就这样又拔了一年，她的腰间盘部位不再疼痛了，左腿的瘸颠有了明显的好转，走路不瘸颠了。左腿的麻、木也好转。以前吸拔环跳区的时候，基本上是木的感觉，现在吸拔环跳区的时候，明显的感觉到罐口疼。拔罐的时候，如果不疼，说明病比较深，还需要较长的治疗时间。拔罐感觉疼，是好事儿，说明病浅，好治。由麻转为疼，也是好转的表现。

2004 年 3～4 月间，吴娟在华盖区上了一罐，疱出得很多，也很大，又开始红肿起来，罐内又有一团脓的样子出现。她拔罐与其他人不同，起了罐还有要上罐的感觉，而且比较强烈，所以又上罐，以至于一天上罐 3 次以上。从罐口向上直到脖子下边都感到像有小虫爬一样，疼痛特别厉害，直拽得整个下巴、脖子都很痒，乳房处也觉得难受，罐口外边痒得挠破了，觉得罐口部位向外鼓，还感到常常头疼、牙疼得很厉害。她又在脐中开了一罐，希望能减轻华盖区的红肿。脐中开了一罐以后。能感到起一点儿作用，但作用不大。因为牙疼得厉害，又在肾区开两罐，每次上罐都是痒得厉害，受不了就起了罐。随着拔罐的进行，逐渐牙疼得轻了，但还时常有点儿疼感。为了减轻华盖区的红肿及头疼、牙疼，又在肚脐两侧结肠区的部位开罐，出了很多脓水，右结肠区还出现了红肿。这期间有时牙疼得特厉害，吃止疼片也不管用。再次出现“反应病时吃药也不管用”的特点。以前，在华盖区开过罐，也是出了很多东西，有比现在还多的脓，但没出现牙疼，这次出的东西比以前出得少点儿，病灶反应也一次比一次轻，随着拔罐的进行，这些反应也消失了。

经过长期的拔排毒罐，吴娟的五脏六腑的疾病有了明显好转，只是两腿还是觉得沉重。最近，她在右腿膝盖的内侧，即在内膝眼区上了一罐，留罐 80 分钟，结果又出现了许多大水疱，经过挑疱处理以后，立刻觉得右腿轻松了许多，而且第二天腿也觉得很轻松，好转了许多。但是，在内膝眼区继续重罐的时候，罐口部位的难受程度是相当大的。每次刚站立起来都感觉血液涌向罐口部位，胀痛得很，必须得等胀痛的感觉过劲儿才能行走，有时感到罐口部位向外鼓，觉得立刻上罐才好受，于是立刻上罐，又能拔出不少东西，轻松许多。裤子磨罐口部位的滋味也很不好受。这些都需要毅力坚持才可以，过了高峰期就好了。

通过长期的拔排毒罐，她的气色变得很好，见到她这样，同志们见面都问她是不是美容了。

通过治疗我爱人所患的顽固性头痛、坐骨神经痛和腰间盘突出，我们认为，许多这方面的疾病都是由于受风寒、风湿严重引起的，坚持拔排毒罐，才能真正治愈。

3. 冠心病、高血压、动脉硬化和胳膊抬不起来、饮食不下

我的母亲从 40 多岁开始就患有冠心病、高血压、动脉硬化，现在已经 85 岁了。在她 75 岁以前，看中医的时

候，医生号脉以后经常说："老太太，你的心脏病又重了!"在她 75 岁的时候，我通过拔排毒罐治愈了自身的胃病，根据二位老人治愈心梗的情况，相信通过拔排毒罐也能治好冠心病，于是我开始为母亲拔排毒罐。

我主要在她的肝区（包括肝上尖和肝下尖区）、脾区（包括脾上尖和脾下尖区）、腰中区、左右肾区、大椎、神道区上罐。开始的时候，每个罐子里都是满罐的疱，大半的脓水，许多黏稠物，我们叫做鸡蛋清、果冻。我每天晚上为她上一次罐，留罐 40 分钟以上。

我的母亲毅力十分坚强，问她疼不疼，她说："是肉哪能不疼!为了治病，疼也得忍着。"就这样，连续坚持拔了两三年，中间很少停罐。自从开始拔排毒罐，去看医生的时候，医生再也没说"心脏病又重了"这样的话，而总是说"心脏没问题"。以前，家中的活心丹、速效救心丸等心脏药总是常吃常备，拔排毒罐以后，也不再吃了。

在拔排毒罐的过程中，她出现过冠心病犯病的症状，出现过发烧不退的情况。遇到这些情况，开始也是吃药、打针，有的时候吃药、打针也就好了；有的时候坚持拔罐也就好了；有的时候吃药、打针，换了几种药也是总不见有效，后来不知怎样也就好了。通过后来的总结，才明白许多现象都是拔罐过程中的病灶反应，只要坚持拔罐就可以。

对于高血压，血压高的时候，在大椎区拔罐就能够起降血压的作用，因为上罐以后，由于负压的作用，血液向罐口附近移动，从而起到降压作用。正常情况下，通过拔罐净血的作用，能够消除血稠这个引起血压升高的因素。

在我母亲坚持拔罐以后，她的血压一般来说是正常的。在她血压偏高的时候经常用拔罐帮助降血压，很少服用降压药。在她 82 岁以后，我们听从医生的告诫，为了预防脑血栓，才坚持服用合适的降压药，比如得高宁一类的降压药。

在我母亲拔排毒罐的头两年，罐口部位出的疱和脓水比较多，在两三年以后，罐口部位出的疱和脓水就不多了。最近几年，几乎不出疱和脓水。从开始拔罐一直到现在，每天晚上都要拔罐 40 分钟以上，很少间断，尽管有动脉硬化，也几乎不犯心脏病。我母亲的经历说明，虽然有动脉硬化，但不一定得心脏病。也可以说明，只要将血液中的风寒、风湿、火毒等导致血稠的原因都吸拔出体外，就能真正治好心脏病。

我的父亲曾经患一次感冒，伴有严重的咳嗽。想了许多办法也止不住咳嗽。后来我建议他拔罐，无奈之下他同意了。那时还没有全昱排毒罐，只有罐头瓶子。他要求等火灭了再扣罐，我按照他的要求，在后背肩膀的天秉区和神道区上罐。尽管火轻，当时上罐以后也还是起了满罐的疱，咳嗽也减轻了许多。更想不到的是，以前他的胳膊抬不起来，经过这次上罐，胳膊能抬起来了。从此以后，他也同意坚持给他拔罐。

现在，我的父亲也已经 80 多岁。有一段时间，他吃不下，喝不下，连续一个星期不吃不喝，瘦得皮包骨头。我们在他后背的后胃区和命门区附近能上罐的地方上罐，他又能开始正常吃饭了。

三、病例介绍

1. 胃肠受寒

1999 年，有一位军人来电话，自述患有胃病，问能不能用拔罐的方法治好，并且要来我们处治疗。我们告诉他只要自己在腹部的胃肠部位拔罐，就可以治好，不必到我们这儿来。可是他还是来了。到了我们这儿才知道，由于胃肠有病，他的身体虚弱得很，血压是 12/9.3 千帕 (90/70 毫米汞柱)，每顿只能喝一点麦乳精和少量的稀粥。为了让他早日恢复健康，我们建议他同时看中医，但是他一喝中药胃就疼，吃不进去药，没有办法，只好拔罐。

他每天在后背的大椎、肝区、脾区、肾区以及腰区、尾根区上罐，起罐以后又在前胸的胃区、肠区、脐中区、气海区上罐，最多的时候一次上过 13 罐，每天上罐 2 ~ 3 次。一开始，从他的罐口部位拔出的都是透明的白疱，出的是白水，冰凉冰凉的，黏稠物也是透明的，留罐的时候，手摸罐子也是冰凉冰凉的，满罐子的疱。说明他受的风寒和风湿有多么大。他不愧是军人，很有毅力，紧咬牙关。上罐的疼痛经常使他眼眶含泪。他愣是坚持了将近一年的时间。在这段时间里，他一点儿药也没吃，开始也吃不进去药，后来能吃药了，出于对拔罐的信任，也就没吃药。他的身体逐渐恢复，留罐的时候，手摸罐子渐渐地不再冰凉了，拔出的水也不再冰凉了，拔出的疱也不再是透明的。饭菜吃得逐渐多起来，血压逐渐上升到 16/9.3 千帕 (120/70 毫米汞柱)。当他的身体基本恢复健康以后，才离开我们这儿。

其实，这位军人所患的疾病表现在胃肠，实际上是严重的受凉、受寒所致，是比较严重的。

通过这位军人的经历，不但使我们进一步认识到胃肠疾病可以通过拔排毒罐治好，而且，使我们认识到：有一些疾病，由于胃肠有病，就是吃药，也起不了太大的作用，因为胃肠吸收不了。所以，即使是吃药，也应该将拔罐作为辅助手段，使药的作用加倍。同时使我们认识到：在治病的时候，先要将胃肠的疾病治好，才能在治疗其他疾病的时候，使药物充分发挥作用。

2. 风湿病

有一位姓高的年轻人，大约 30 几岁，在煤矿上工作。患有严重的风湿病，严重到两腿疼得不能走路，更不能骑自行车和工作。他听说了二位老人拔罐的事情，于是请二位老人帮忙。他在第一次拔罐的时候，拔的是大椎、肝区、脾区和腰中区，上罐不久就晕了过去，二位老人在他晕过去的时候，将他轻轻放躺，罐子仍旧拔在身上，等待他自己慢慢苏醒过来。10 多分钟以后，小高苏醒过来，出了一身冷汗，把身下的褥单都湿透了。以后又坚持吸拔了两三个月，小高终于又能骑自行车和工作了。小高的父亲是一位医生，当小高的病用拔罐的方法治好以后，他感到很惊奇，并表示要向二位老人学习使用拔罐的方法。

还有一位女司机，40 岁左右。该患者产后受风，出现周身关节疼痛，伴有上肢关节屈伸不利，周身串痛，反复头痛、头晕，开车时双臂无力，不能转动方向盘。在市内医院多方治疗也不见效果。二位老人为其拔罐，在她后背的大椎区、肩井区、天秉区、神道、尾根区等部位上罐，留罐时间 50~60 分钟，罐口部位拔出清水和白疱，出现罐口皮肤发痒，略有疼痛，重罐治疗近 3 个月，症状全部消失。一年以后仍旧正常开车，没有出现以前的症状。

3. 头痛、浑身疼痛

有一次，我遇到一位同学，谈话之间，她告诉我，由于长期的浑身痛，头疼，胳膊、腿麻木，治了 10 多年也未见效果，十分苦恼。我把自己的经历告诉她，并且劝她拔罐，鼓励她只要能坚持，一定能治好。她听从了我的意见，也用根治型拔罐的方法，治疗自己所患的疾病。

她根据我介绍的位置，在大椎、肝区、脾区和腰中区拔罐，拔了 10 多天也没有感到效果，后来自己在肩顶靠近耳根的部位，用排毒罐的 2 号罐上罐，出了许多的脓水，头疼减轻了许多，她发现这个部位有效，于是坚持在这个部位上罐，这个部位不太容易上住罐，就反复多上几遍罐，每次都出许多脓水。

她在拔了一个月以后，感到病情好转了许多，但是不久又感到和以前差不多一样的难受症状，问我怎么回事。我向她解释说，这是拔罐过程中的病灶反应，拔罐排病的过程是一个波浪式的过程。刚开始拔出的是体表的一部分疾病，是罐子吸力所能达到的部分向外排的疾病，当这部分疾病排出以后，病的情况就会好转。随后，体内深处的疾病还会向上表出来一些，又会感到难受，这就是病灶反应，还要继续吸拔，将第二次表上来的疾病再排出去。我告诉她以后还可能再出现病灶反应的情况，只要持续拔罐，症状会逐步减轻，最后一定能治好。后来她又反复了3次，一次比一次轻，再后来很长时间也没再犯病，身体状况明显好转。

4. 风湿、类风湿

丹东的虹桥小区附近有位女同志，患风湿类风湿已有10多年，脊椎有明显变形。据她自己介绍，10多年间，丹东的大小医院去过不少，吃了不少的中药和西药，用了不少的偏方，病情也没有明显地好转。从别人那里听到根治型拔罐的事，就来到我们这儿。我们向她介绍了《根治型拔罐疗法》一书和全显排毒拔罐，告诉她主要在大椎、肝区、脾区、肾区、腰中区、神道等部位坚持拔根治罐，只要坚持，一定会取得好效果。这位女同志回去以后，除了买菜做饭，剩余的时间都用来拔罐，每天坚持重罐4～5遍，经过半年多的时间，终于使各种病情明显好转，脊椎也恢复了正常。

据她自己后来讲，她已经40多岁，由于严重的风湿、类风湿，42岁的时候就停经，当拔罐进行到3个月的时候，又恢复了月经，以后一直正常。

5. 肩周炎

有一位女同志，患有严重的肩周炎，胳膊疼痛，严重到抬不起来。我们让她在肩膀后的天秉区的部位上一罐，罐口部位出满了疱，以后又坚持重罐7次，胳膊不疼了，她就回家自己拔。拔到两个半月的时候胳膊还是抬不起来。3 个月的时候，有一天晚上睡觉，醒来一看胳膊是抬起来的，以后一直胳膊都能抬起来，高兴得不得了。

肩周炎的病因主要是受凉受风，也属于风湿病，如果发生粘连，胳膊就抬不起来。治疗时如果不把病灶完全吸拔出来，还容易复发。采用拔排毒罐的方法是很有效的，只不过要克服疼痛，同时也要增加筋骨的活动量，帮助恢复。

6. 牛皮癣

在丹东的头道桥附近，住着一个年轻人。他患有严重的牛皮癣，从头到脚满身是圆形的红点儿，烂乎乎的，像圆疮似的，胳膊腿都有，边上齐刷刷的，痒还不能挠。为了治病，花了 3 万多元钱也没治好，爱人吵着要离婚。他听说了这种拔罐的方法，在二位老人的指导下开始了拔罐。他也是在大椎、肝区、脾区、腰中、神道和尾根区上罐。上罐的时候，满罐的疱、脓水，后来又出血。开始一天一次，每次四五十分钟。过了一个多月，每天两三次还不行，自己主动要多拔几次。每过几天老人去指导一下，6 个月的时候见到效果，红点儿基本消失了。这时候，老人告诉他，以后自己还要继续坚持拔罐，才能彻底治好。

牛皮癣以及一些皮肤病容易复发。由于以前比较严重，过了一个阶段，这位年轻人又复发了，说明这种病的病灶反应重，还得反复吸拔几个来回。

有一位女同志，现在约 60 岁，5 年前患有皮肤病，皮肤溃疡面严重到从脚到膝盖都是烂乎乎的，她在看医生的时候被告知是牛皮癣，夏天不能穿裙子。1997 年开始采用根治型拔罐的方法治疗，在肝区、脾区、肺区等部位坚持每天上罐，拔了四五个月以后患处痊愈，夏天又能穿裙子了。她的病没有像上面那位年轻人那样反复。

7. 胰腺炎

二位老人的一个外甥女，是风城老家的农民。1996年，在她40多岁的时候患上了严重的胰腺炎，肾也有病，身上多处肿，吃不下饭，更不能劳动。当时抬送到县医院看病，县医院说已经治不了了，于是又抬回家中。老人知道了外甥女患病的事情，就回到风城老家，采用根治型拔罐的方法为外甥女治病。在大椎、肝区、脾区、脐中区、胃区、腰中区等部位上罐。经过8～9个月的拔罐，症状完全消失，身体恢复正常，已经正常劳动至今。

8. 风湿性心脏病

2002年我们接到一位热情洋溢的来信，信是购买过《根治型拔罐疗法》的一位女同志写来的，介绍她们采用《根治型拔罐疗法》一书中的方法，治疗风湿性心脏病的经过。下面是信中的一部分内容：

“……我和母亲都患有风湿以及高血压和心脏病……身体免疫力非常差，母亲岁数大是虚证，我是实证。4年来我们一直坚持拔罐而且坚信不移，母亲的病由开始拔没反应，渐渐出疱到大出，多时一天可达到一大罐水，有的地方甚至可以连续出11次疱，我们一直采用的是多罐拔法，也经历了书中各种各样的拔罐反应，虽没有按书中说的那么规范去拔，而是根据自身的情况，哪里有病气就拔哪里。以至因出疱，全身拔得可以说体无完肤，但我们仍然继续在有病灶的部位拔，直到痊愈。现在我母亲的发病率明显减低，虽然遇到天气变化时有不舒服的感觉，但比过去犯病时要轻微多了。现在拔出疱的水和黏稠物都比过去少。我身上曾经几乎都是黑紫，出疱不多，也是全身拔罐，现在我们母女基本上皮肤正常了，但我们也知道还会有新的病气产生，只有持之以恒方能彻底根除疾病。如今我们母女精神和身体与几年前判若两人，这一切都是拔罐带来的意想不到的奇迹。

"我丈夫有胃窦炎和十二指肠炎，过去一年要犯一次胃病，痛得打针吃药都不管用，我在他的胃区和相关部位坚持拔了半年罐，他几乎都是出水疱，紫的地方不多，转眼几年了，他没犯过一次病。如果不是工作忙，他也会坚持拔下去的。我儿子也拔，他的身体弱，我给他拔罐来提高机体免疫力，尤其是治感冒效果好，少吃不少药，没有影响学习，今年他考上重点高中了……"。

上面这封信的内容还不是她第一次来信的内容，她的第一次来信介绍了她们购买了《根治型拔罐疗法》一书以后，如何从不会拔和不敢拔，从怀疑到逐渐认识，一直到相信，并且自己为自己治好了疾病的过程。她的母亲是20世纪50年代支援边疆的青年，在冰天雪地之中挑沟挖渠、开荒造田，在建设边疆和保卫边疆的事业中做出过杰出的贡献，同时也落下了终生难以治愈的疾病。她们并没有询问过我们如何如何拔罐，先拔哪儿后拔哪儿，同样也取得了比较好的效果。她们的勇敢精神丝毫不比黑岩东五差，她们的毅力和信心才是她们能治好自身疾病的主要原因。

我们认为，这位女同志叙述的病情带有一定的普遍性，只不过在一些人身上病情的轻重不同而已。许多人患有心脏病都是由于风湿引起的，属于风湿性心脏病，只要把风湿去掉了，心脏的毛病就自然解决了。这些人在医院治疗的时候常常采用输液的方法，由于风湿的原因，输液会加重风湿的病情，所以，不应当不分青红皂白，是病就输液。

9. 高血脂、脂肪肝、痔疮

和二位老人同楼的有一位姓伊的男同志，是个司机。他体形较胖，患有高血脂、脂肪肝、痔疮等疾病十几年，多次便后肛门带血，长期站立或咳嗽时痔疮脱出，伴有直肠黏膜脱垂。在医院治疗未见好转。老人指点他用火罐在其背后的大椎、肝区、肺区、尾根、命门、前身的脐中区、气海区等部位上罐，经过 3 个月的拔罐得到痊愈，经过化验及 B 超检查，高血脂、脂肪肝也明显好转，其后的 3 年未见复发。

10. 胃病、胆囊炎和妇科病

在丹东的浪头镇，有一位女同志，50 岁。自述患有胃病、胆囊炎和妇科等疾病。她听说这种拔罐方法能治病，于是买了塑料拔罐，回家自己拔罐。拔了一年零一个月，罐口部位还是出疱和脓水、黏稠物等，后来在肝区和尾根区各出现了一个鸡蛋大的烂坑，让人看了恶心，她也不知如何是好，以至于自行车也不能骑，乘车需要别人扶。后来她就向二位老人请教。

二位老人看了她的情况，告诉她，这是因为她的病气较重，在拔罐的时候，病通过皮肤排出得快，而拔罐的留罐时间和力度都不够，以至于拔出的病气没有及时排出去，滞留在皮肤，导致皮肤溃烂成坑。她患有子宫糜烂、尿道炎、痔疮等疾病，胃和结肠、心脏、肾脏也都有病。老人针对她的情况，建议她除了上面所说的6罐以外，还要吸拔气海区、脐中区及肚脐两侧的结肠区。二位老人又指导她拔了4个多月，每天一次，每次一个小时，拔的过程中出了许许多多脓。她很有毅力，坚持吸拔，她也经历过气喘、气不够用、腿疼、胃痛等过程。后来，溃烂的地方愈合了，长平了，所有的罐口部位皮肤都恢复正常了。但是，这位女同志的身体又出现了浮肿，二位老人告诉她这是肾脏疾病的反应，还要继续拔排毒罐。虽然通过较长时间的拔排毒罐，她对排毒拔罐疗法有了一定的理解，但她认为太遭罪，于是在溃烂的地方愈合、长平以后，停止了拔罐，通过吃药消除浮肿。实际上，她的身体出现肿的现象，是拔罐以后肾的病灶反应，即便不吃药，她身体出现肿的现象也会消失，但是肾脏的疾病并没有真正治愈，以后还会有病灶反应。

这位女同志的经历，是一个挺普遍的现象，许多人没有经历过这种情况，不敢拔排毒罐。通过这段介绍，也许可以消除这部分人的害怕心理。

11. 咽喉病

二位老人中的一位退休前在学校工作，他所在学校的一位副校长在1994年患咽喉病并长有息肉，小舌头向一侧倾斜，开会发言只能说两三句话，经医院检查后予以手术。手术后虽然息肉不见了，可是咽喉紫黑色，小舌头萎缩，医院再次检查后无法治疗，只好任其发展。这时他找到老人问能否拔罐治疗。当时老人也是有点忐忑不安，因为这种病例是第一个，心中没底儿。但是想到拔罐也不会有什么副作用，顶多就是个没治好，再说还是一个单位的同志，也应该帮助医治，于是就告诉他，也可能达到好的效果，但是得准备受点儿罪，皮肤要受点儿痛苦。就这样，一天一次，日复一日地拔排毒罐治疗达5个月，渐渐病情向好的方向转化。治疗中抓住前后身的部位吸拔：后背的大椎、肩井、神道、尾根区，前身的华盖、脐中区等，就这样将这位校长的咽喉病治好了。至今已10年，一直正常。以后这位副校长和老人一样，什么药物也不吃，有病就拔罐，单位发放的医疗证，至今也没花一分钱。

这位副校长的爱人接近50岁，是房产部门的一个会计。在校长的咽喉病治好了以后，也开始用排毒拔罐治病。以前经医院检查，她患有眩晕症、心脏病、胃溃疡、肾脏病等疾病，多年治疗也没有明显的好转，只是维持不犯病而已。1994年的冬天开始拔罐，主要抓住大椎区、肝区、尾根、脐中、气海区等部位上罐，坚持用排毒拔罐的拔法，身体明显好转。

12. 肺结核

前面我们介绍过黑岩东五先生用拔罐疗法治愈自身所患肺结核，后来写出《真空净血疗法》一书的事情，现在介绍的是我们亲自经历过的事情。

1999年夏天，我们已经制作了全昱排毒拔罐，同时向广大群众宣传《根治型拔罐疗法》一书。当时我们的地点离市肺结核防治所很近。

一天，有两位女同志来到我们这儿。询问关于《根治型拔罐疗法》的有关事情。这两位女同志来自丹东的凤城，都是在肺结核防治所住院治病的患者，其中一位患有比较严重的肺结核。据她自己介绍，她刚到医院住院，肺部透视有两个洞，医生说，大约得一年半的时间才能治好，还不能保证不再犯，问我们拔罐能不能治。另一位女同志则患有胸膜炎。

我们向她详细介绍了《根治型拔罐疗法》一书的内容，特别是向她介绍了当年黑岩东五在无药可医的情况下，采用拔罐方法治好自身所患肺结核的事情，使她下决心拔罐。我们告诉她，这种拔罐方法比较残酷，疼痛难忍，一定要有毅力。这位女同志说："为了治病，疼点儿怕什么?疼也得坚持。"为了对她负责，我们对她说，在拔罐的同时，还是要住院，该打针就打针，该吃药就吃药。于是，这位女同志在住院治疗的同时，也开始拔罐（我们对任何人都是说：该打针打针，该吃药吃药。虽然我们认为拔罐能治好）。

我们第一次用全昱排毒罐的2号罐，在她的肝区、脾区、大椎、肾区，以及肺区、肺上尖等部位上罐，第二次排毒罐的大号罐在这些部位重罐，因为我们的罐口部位划分与排毒罐的大小都是相匹配的。这些部位在第一次上罐就出现满罐的疱，40分钟以后，密密麻麻的，一个挤一个，有黄色的、有黑色的，有指甲大小的，也有豆粒大小的。为了减轻起罐时的疼痛，我们起罐的动作很慢。全显排毒拔罐的特点之一就是可以缓慢地起罐，因为它的排气阀是软材料制成的，有弹性，可以将起罐的过程分成几次进行，因此，可以减轻起罐时的疼痛。起罐以后还要将疱挑破，将脓水排放出来，一次起罐过程大约需要 40 多分钟。第一次的拔罐她并不感到疼痛，第二次以后才感到疼痛。

在以后的半个月时间里，这位女同志坚持拔了下去。而另一位女同志则说要回去自己拔。坚持拔下去的那位女同志在这半个月的时间里感到身体状况有了好转，于是她就办理了出院，回到凤城，每天到县医院打针，然后自己在家中拔罐。

大约快到 4 个月的时候，这位女同志回到丹东市肺结核防治所复查，主治医生告诉她肺中的两个洞已经愈合了。这位医生认识到：看来拔罐还真起作用。这位女同志把愈合的消息也告诉了我们。在为她高兴之余，我们告诉她，还要继续巩固，还要继续拔罐。她答应回家还继续拔罐。以后又复查了几次，情况一直都挺好。黑岩东五拔了一年多时间才治好了肺结核，因为他并没有像《根治型拔罐疗法》一书介绍的那样拔排毒罐，所以用的时间也较长。而根治型拔罐所用的时间可以更短，效果更好，对于较重的病人，也能有较好的效果。

这位女同志是做服装加工的，爱人开车。以前她患有肺结核，爱人有胃病。两人每年的收入虽然也不少，可就是剩不下多少钱，都花在治病上了。这一年的冬天，10

多岁的儿子患感冒发烧，她来电话问我们怎么办，我们告诉她，先在孩子的后心区拔一罐，不必拔太长时间，20多分钟就可以，看他退不退烧，如果不退，再上医院。于是，他们在孩子的后心区拔了一罐，真就退了烧。后来又给孩子拔了几次，这一冬天也没再感冒。这以后，她又用这种方法给爱人治疗胃病，效果也挺好。她告诉我们，自从用了排毒罐和拔罐方法，家里的钱也能攒下来了。

当时与她同来的那位女同志知道了上面的事情，也下决心坚持拔罐，并取得了较好的效果。目前，在肺结核的治疗过程中，病菌对抗生素的抗药性越来越强，给治疗带来一定的困难。排毒拔罐的方法完全可以解决这个问题。如果在患者使用一个阶段的抗生素以后，配合拔罐方法，继续控制和缓解病情，直至治愈肺结核，不也是一个比较好的方案吗!关键是现有的、已知的治疗技术的科学原理以及它们能达到的医疗效果，还没有被恰如其分地归纳和总结起来，完全运用到临床，以至于医生们采用的治疗方案不一定就是最佳的方案。排毒拔罐的方法在治疗肺结核的时候是整体地提高患者的体质，提高患者的免疫力，在治疗肺结核的时候也治疗了其他疾病，因此，对于许多种原因导致的肺结核都可以起到辅助治疗的作用，甚至可以作为一个主要的治疗手段。特别是在降低医疗费用方面，对于许多患者来说，应该是一个最佳的选择。

13. 感冒

在上面的介绍中，就有那位女同志的儿子患感冒后，在他的后心拔罐就退烧的事情，以后继续拔几次，起巩固作用。

二位老人的一个孙女在 7 岁的时候，因为感冒发烧转为肺炎，他们就用拔罐的方法为孙女治愈。

2003 年 12 月的一天上午，有一位约六十几岁的妇女来到我们这儿。她以前买过我们的全昱排毒罐，又想买两个大号罐，在交谈中，她讲起了她老伴前几天患了感冒，本来想去挂静点，忽然想起了以前买的排毒罐以及买罐时所听到的介绍，就拿出罐子拔罐，结果就把感冒拔好了。她又说，以前没有养成拔罐的习惯，睡眠总是不好，拔了两次觉得强了，所以再来问问，于是我们又向她做了详细的介绍。其实，经常拔罐有助于提高免疫力，预防感冒。患了感冒，用拔罐的方法，常常也可以治好。

几年以前，我到沈阳办事，在外两三天，患了感冒，咳嗽也挺厉害，自己觉得发烧，于是赶紧回丹东。到家的当天晚上，找出体温计量体温，是 38℃多一点儿。我立刻在自己后背的大椎、肝区、脾区和腰中区上罐，前胸的华盖区也上罐，共上了 5 罐，留罐一个小时，结果是满罐的疱，伴有脓水。为了看一看拔罐到底能不能退烧，我就不吃药。因为咳嗽，拔罐时引起一次次的震动而疼痛。为了减少咳嗽震动引起的疼痛，我在拔罐的时候准备了一杯温水，每当将要咳嗽的时候就少喝一点儿水，压一压咳嗽。就这样，第二天晚上测量就降到 37℃。第三天早、午、晚我各拔一次，每次一小时，晚上量就降到 36.2℃。咳嗽也轻了许多，但还是有轻微咳嗽。我仍然坚持拔，直到罐口部位结痂、痂脱落。同时我发现，当脾区在拔罐时一点儿也不出果冻状的黏稠物时，就不再咳嗽了。因此我想，脾区是提高免疫力的，免疫力要与病气作斗争，当病气被消灭到一定程度，咳嗽才能停止。

有一些人，以前经常感冒，甚至几乎天天感冒，坚持拔罐以后，就很少感冒了。在我们的经历中，各个年龄段的人都有拔排毒罐以后很少感冒的经历。

14. 脑血栓

二位老人的一位邻居，60 岁刚出头。有几天腿不好使，以为是得了风湿病，就到风湿病医院住院治疗，治了半个月也没有治好，反而感觉半边胳膊不好使，又认为是患了中风，转到另一医院治，又住了一个星期也未见好转。前后住院 21 天，大概是耽误了治疗时机，这时已是半边身子不太好使了。这位邻居以前知道二位老人拔罐的事情，于是就出了院，要二位老人指导拔罐治疗。刚出院回家的时候，她躺在床上，面部发青不能活动，说话有气无力的。二位老人抓住前后心等几个关键部位进行治疗，如后背的大椎、肩井、尾根，前胸的华盖、脐中等部位治疗 4 个月。开始在后背拔罐时，这位邻居一点儿都不知道疼，大约一个月以后才感到。当知道疼的时候她明白拔罐开始起效了，也有了坚持拔下去的信心。开始的时候是一天一次，后来是一天两次，上午、下午各一次，每次都是接近一个小时。在她的神道以及肩部和腰区、侧腰区上罐，经过 4 个多月的拔罐，两腿走路较为自如了，胳膊能抬到胸前（拔罐前一点动作反应都没有）。又经过了一段时间的拔罐，现在已经看不出是得过脑血栓的人。

二位老人有一个钓鱼友，他的老伴在 1996 年 6 月发生脑血栓，送进医院抢救一个月出院，回家后留下半身不遂、手足麻木的后遗症。出院后经过二位老人的指点，基本学会了按前胸后背的指定部位拔罐。他们在大椎、肝区、脾区、肺区、尾根区以及前胸的华盖、脐中区上罐，经过断断续续两年的治疗，效果也是相当明显的。两年之内，一次也未发作，并且照常干家务活，在小卖店柜台卖货、打算盘都可以。这位钓鱼友老伴治疗的时间有点长，原因是上罐部位的调整和上罐力度的指点不够及时，有的罐不该停的停了，有时中断几天拔罐，所以使总的治疗时间拖长了。不管怎样，只要坚持治疗，不会再复发。后来经医院复查，脑血栓已溶解，渐渐半身也较前活动自如了。

许多人患有心脏病和心脑血管疾病，但是，大多数人不是心脏本身的毛病，而是由于血液中存在问题，由于风寒、风湿、火毒等原因导致血稠了。如果不将血液净化，不将血液中导致血稠的病因去掉，不把风寒、风湿、火毒等吸拔出体外，很难将心脏病和心脑血管疾病真正治好，大多数情况是将病情暂时缓解。所以我们认为，患有心脏病和心脑血管疾病的患者，应该坚持拔排毒罐，彻底消除病因。

15. 风湿、糖尿病等疾病

《根治型拔罐疗法》出版以后不久，一位教师买了这本书。王老师从事足疗、按摩、拔罐的教学工作，有着丰富的医疗经验。她看到这本书以后，认为这种拔罐方法对普通老百姓有很大的帮助，于是在自己的工作中积极地进行教学和实践。当时她的一位朋友患有严重的风湿病，同时伴有胳膊麻、颈椎病以及睡眠不好，严重到夏天还得将袖口和裤脚扎上，以免透风，更不用说穿裙子了，治疗了多年也没有明显的效果。王老师结合《根治型拔罐疗法》一书介绍的拔罐方法，为这个朋友拔罐。开始吸拔大椎、腰中区以及肩井、天宗、秉风穴的位置，吸拔出很多黄水以及黏稠物，感觉肩部有好转，身上也见轻松。后来又吸拔肝区和脾区（她并没有吸拔腿部），经过半个多月的拔罐，这位朋友的病情得到了极大的好转。适逢夏天，她又能穿裙子和短袖的衣服了。由于患风湿病，这位朋友的面部出现过一些黄褐斑，在拔排毒罐的过程中，基本上消失了，恢复了她原有秀美的容貌。

可能是由于《根治型拔罐疗法》一书是在沈阳出版的缘故，沈阳应用排毒拔罐疗法的人比其他地方多一些，取得效果比较好的同志也多一些。在王老师的主持和召集下，部分使用过排毒拔罐疗法的同志进行过一次座谈，下面是记录的一部分内容。

首先是一位女同志发言。她 60 多岁，以前患有腰间盘突出、腰肌劳损，拔了一个多星期，感觉明显好转，后来又拔腿，也感到有效果，但是因为疼、痒而停罐。她提出了一个能否去根儿的问题。

这个问题许多人都有，我们将在后面回答。

接下来是一位王师傅，也是 60 多岁。他自己介绍说：“以前腿脚不听使唤，左腿麻木，从不吃药。气功热的时候，好几个气功师都说自己五脏六腑没个好地方，于是认为自己病多了，即使看大夫也没法下药，还是坚持锻炼吧。锻炼了10多年，锻炼时觉得挺好，一停下来就觉得腿沉。平时锻炼出的汗用毛巾擦后拧出的水，滴到花上花都死。平时天再热也得盖被睡，三伏天在苗圃晒也不觉得热。有一年夏天左脚踝骨处出了水疱，经过晒而封口，后来冬天右腿也出水疱，想起了韩师傅介绍过的根治型拔罐疗法，就开始拔罐。在脚踝骨水疱处拔，出了很多黑血块儿。开始觉得拔一罐太慢，于是就两边儿都拔，10多分钟就半罐脓水。后来又往上拔，哪拔哪有疱。从脚踝骨处向上到血海，排着拔了10多天，一天五六次，觉得挺好，腿也松快，不到苗圃锻炼也行了。”

他说：“那时脸是黑紫色，又拔大椎，头一罐就出疱，第二次就出血疱，脑子觉得好受。第二天早上4点钟，前面右侧肝部觉得痛，就在前胸痛处附近，又用大罐扣了3罐，从4点钟一气儿拔到12点钟，拔出满罐东西，满了就起罐，起了再拔，以后不痛了就不拔了。那时还没见过《根治型拔罐疗法》这本书，后来向韩师傅借了书看，才觉得以前做对了。以后就按书上介绍的部位，一次拔五六个部位，罐口外都出疱。躺着拔，脓水流得哪都是。又一半身一半身地拔，因为侧身好起罐。给老伴儿累得够呛，一天五六十罐，一拔一夏天。拔10多天时就不用盖被了，拔完后背拔侧面、拔臀部、大腿。夏拔后背，冬拔前胸。前后拔了两年多，拔出的东西足有200多斤。拔腿三阴交下的位置，不易封口，又开始拔脸部，在额头上（太阳穴等处）拔，原来头发稀少，头顶的百会都拔过。”我奇怪地问他头上有头发怎么拔。他说：“我以前秃顶，现在头发长得比较多。”我和他说话的时候，可以明显看出，在他头上原来拔顶的地方，后长出的头发比周围的头发显得硬。

他说："原来三伏天得盖被睡觉，否则觉得凉，睡不着觉。就在后背全排上了罐，12 个罐，一天拔 5 次，拔半个月的时候，睡觉就不用盖被了。"

他说："我的主要一个毛病是 10 多年来总打嗝，一活动就打，一打就几个小时，有时从早到晚打个不停，不活动就不打，经过这两年的拔罐，现在轻多了，几乎不打了。"

他介绍说："反应病的情况是，拔罐时上厕所大便多，有时起罐都不跟趟儿，一下午好几次。拔风湿时觉得冷，盖两床被也不行，后来逐渐觉得热了。还要多喝水，一边拔一边喝。拔了两年多罐，现在才觉得痛。有时起了罐就不痛了，有时起了罐还痛。"

他说："那时拔罐不觉得疼。许多人都不敢看，黄水直流。我有一个工友，患有脑出血、肠炎等病，看到我的情况以后，也开始拔罐。原来脑子昏沉不清醒，走路像踩棉花似的，现在效果也挺明显。"

他对我们大家说："我的身上几乎都拔遍了罐，没有发现有什么坏处，我在我的身上都已经试验过了，你们尽管放心去拔!"

我觉得这位王师傅的话，真是至理名言，很有实际意义。他也是一个敢于在自己身上试验的人，我们觉得头是重要的部位，一般情况不拔头，可是王师傅头上、脸上照样拔，这也是一种精神，一种不畏艰险的勇敢精神。以前经常有人说，肚脐等部位不能拔，但是经过我们以及王师傅的实践，许许多多的部位都是可以吸拔的，而且有的部位还是很重要的吸拔部位。

这位王师傅开始讲的脚踝骨处的疱，实际上也是病向外排的现象。还有许多人在拔罐的时候，不但罐内出疱，罐口外边也起疱。这些都是体内向外排病的表现，这种现象说明，即使不拔罐，有病也会起疱；也说明《根治型拔罐疗法》的必要性，客观上就有这种拔法的需要。

主持座谈会的王老师介绍说："我的父亲手脚肿，准备上医院，估计得花不少钱。于是给他扎皮肤针、拔罐，拔出黑血，一出就是小半罐儿，先是右手给拔好了，后来两手两脚轮流拔，都拔好了。"

接下来是一位张师傅介绍："原来有风湿，在胳膊的曲池部位上罐，治手麻、手凉，3 年来一天不落。有时拔半小时，有时拔 40 分钟，后来觉得一小时最好。书上说的后背区域，脾区出的东西最多。常常是中午回家吃饭，拔完罐再走。那时，风湿重得像'猫月子'一样，穿着跟别人差一个节气，夏天不能穿背心，睡觉时要盖严，否则睡不着。现在与常人没大区别，又能参加锻炼，消化也好了。风湿的药以前没少吃，吃得胃发热。现在对风湿的治疗，心里是极明白的。"

他说："头两年拔罐不痛苦，现在上罐觉得痛。以前腿冒风，别人说有凉气，膝盖周围都拔了，东西没少出，污血块儿，黑白都有。前年右胳膊得了肩周炎，转身时手转不过来，硬是一股劲儿给拔过来了。"

他说："老伴以前怕拔罐，就强给她拔。她腿痛，下不了楼，在膝盖周围拔，侧腰区及基本罐都拔过。她也是糖尿病患者，拔了几次不太出东西。去年她胳膊疼，自脑袋开始，大椎向下，整宿地疼，到医院按摩、吃药，后来还是又转回来拔罐。又看书又找经络，主要拔后背，拔出东西了。拔了3次以后，疼痛开始减轻。两三个月后，胳膊拔好了（她的这条胳膊以前撞过）。”

拔罐对他老伴儿的感冒发烧挺灵敏，在神道、尾根、大椎区拔了两次，上午开拔，就觉得退烧了，也没出什么东西。

他还介绍了他大姨姐的情况。他大姨姐的身体素质比较好，但血压经常在24/16千帕（180/120毫米汞柱）左右，拔第一组，头一天特别灵敏，出大疱，半个月以后血压开始降了，后来是16/11千帕（120/80毫米汞柱），比较正常。

这位张师傅讲完以后，另一位张师傅介绍自己的情况。

这位张师傅是个糖尿病患者，21年了，血糖21.5毫摩尔/升，尿检4个“+”号，同时又患有高血压。高压21.3~23.7千帕（160~178毫米汞柱），低压是14.7~17.3千帕（110~130毫米汞柱）。他说：“在苗圃锻炼的时候，韩师傅告诉了这种拔法，开始不敢拔，认为糖尿病是拔不好的，于是就只是常锻炼。后来拔了5个月的罐，照书上写的拔，治疗高血压见效。原来大夫说易得半身不遂，就加强锻炼和拔罐，现在血压正常了，一直稳定在16/11千帕（120/80毫米汞柱），是儿子给拔的罐。儿媳是医院的，看到这样拔罐说是开玩笑，不相信。6个月以后，血压正常了。过了年又拔，在后屁股上拔两罐，一天拔7次，都拔肿了（尾根处），不封口，肿得很大，就不拔了，搽黄药水儿。”

张师傅介绍说：“主要上罐的部位有大椎、神道、肝上尖、肝下尖、脾上尖、脾下尖、腰中、命门以及前胸的气海、肚子周围的4罐，每次拔四五罐。在拔罐的同时，还在足疗的脑垂体反射区部位进行按摩，按摩方法是将脚拇指上脑垂体的反射区部位以及胰腺反射区的部位往桌角或门框上使劲碰。拔罐5个多月的时候，糖尿病减轻但未全好，糖尿病的“+”号减到一两个，接着锻炼后，“+”号没有了，拔到6个月时才不拔了。现在通过锻炼，身体状况一直很好。”

这位张师傅在拔罐的同时，经常到苗圃锻炼，呼吸新鲜空气。还经常用门框、桌角使劲顶碰脚拇指，进行足疗的脑垂体部位刺激的锻炼。这说明多种方法并用，效果更快、更好。

为了验证拔罐的情况，他有一天拔了13罐，尾根处拔肿了不封口，后来，就停了罐，搽黄药水儿。“尾根处拔肿了不封口”，是因为他的病还没有排完，所以不封口，一旦排完病气，肿自然会消，口也会封，都会长好的，应该继续拔罐。

下面是一位60多岁的女同志发言记录，我们称她吴姨。

她常年有病，医院说她身上哪都有病，有的大夫不给她治。三伏天还穿毛衣，别人和她面对面，她就受不了，觉得有风，经常是躺在床上。通过王老师教足疗和拔罐，她知道了拔排毒罐，回家后就拔，拔出了许多千奇百怪的东西，痛苦得受不了，但是想到总比病折磨强，就坚持拔。家人都不信拔罐，说她找死，不让拔。她就让女儿给拔。现在她的身体强多了，身体状况一直较好。每顿饭能吃一碗饭，原来黑瘦，现在像变了个人似的，精神十足，后背拔罐的痕迹都吸收（消失）了。

她8岁的小外孙拉肚子，发烧40℃，在肚脐、大椎、尾根处拔了10分钟后，要上厕所，回来还要拔，烧也退了。现在，她小外孙也爱拔罐了，有点儿毛病就拔罐。

她说："以前心脏不好，患有十二指肠溃疡、神经衰弱，经过拔罐，现在强了许多。痒的时候不是撞树，就是撞门框。拔完去洗澡也没事儿，不感染。拔后背时，胳膊上也出疱，像出湿疹子似的。"她送全显排毒罐给在大连的姐姐、姐夫，帮助他们治疗糖尿病，她姐夫患糖尿病，腿都黑了，现在都拔过来了，眼部症状也得到了改善。

接下来是一位周医生，介绍她采用根治型拔罐疗法的经验体会。她说："有位66岁的患者，是位省劳模，患有类风湿，前后拔罐6个月。患者开始怕风，身子四下都怕漏风，走路时脑门儿都捂着，而且肠胃不好，有肠息肉，胆管结石，走过许多医院，专家说肠道已堵满，应该手术。开始，给她拔罐带按摩，拔到4个月也没有大好转，于是劝她最好再坚持半个月。她也同意了，结果到4个半月的时候病才开始减轻。拔罐时，罐中经常有白沫子，告诉患者是风寒所致，拔到5个多月治好了，现在能像正常人一样上街买菜。"

她还介绍说："有位房产局长的老伴，睡觉时脚怕热，身怕冷，头痛得像戴紧箍咒。拔了3个月，脚也不怕热，身也不凉了。三好街有一个老年患者，整个腿疼，给她拔血海穴，腿肿得很粗。她老伴不理解，而老太太坚决坚持要拔，我就与患者老伴商量继续拔罐。后来在拔的过程中，罐中“咕噜咕噜”直冒白沫，病情有了明显好转，腿也不疼了。

在大家发言以后，我谈了自己对拔罐能否使病去根的认识。

一是要区分是哪一类疾病。对于能够治愈的疾病、局部的疾病，比如肩周炎，是可以通过将病灶吸拔干净而彻底治愈或者说根治的。而这一类的疾病用药物或其他一些方法是不容易将病灶去掉的，往往是缓解病情，不能得到根治。对于拔排毒罐能够根治的疾病，如果你拔了几次就不拔了，怎么能彻底治愈，怎么能根治呢?只要坚持不懈，通过拔排毒罐，是能够根治的。

二是要区分拔排毒罐以前得的病和以后得的病。对拔罐以前得的病，只要是拔排毒罐能根治的病，而且又坚持吸拔，是能够根治的。但是，治愈以后还是有可能再得，比如又受凉、受风湿而重新患病。这种情况只要继续再拔排毒罐就可以了，而且治疗起来也比以前容易得多、快得多。

三是对于能够治愈的，可以随血液流动的病菌、病毒所导致的疾病，如何判断是否治愈，或者说是否能根治，是要有一个标准的。比如说用药物治疗，也经常是将病菌、病毒消灭绝大多数，并未彻底消灭，还有一些游离的病菌、病毒，潜伏在经络的沟沟岔岔，要靠人体自身的免疫力来战胜。拔排毒罐能够提高人体自身的免疫力，将病菌、病毒活动起来，从经络的沟沟岔岔赶出来，依靠自身的免疫力战胜和消灭它们。所以，从理论上说，只要通过坚持不懈的拔排毒罐，拔排毒罐是能够彻底治愈、根治的。但是，往往许多人不能坚持，所以没有彻底治愈。

16. 两种态度，两种结果

大约是在2003年的夏天，一位到丹东旅游的沈阳人，专程来到我们这儿。他告诉我们，他的一个同事，买了《根治型拔罐疗法》一书以后，治疗自己所患的糖尿病，坚持拔罐半年多，血糖从29毫摩尔/升降到空腹9毫摩尔/升，不空腹10毫摩尔/升。他感到很惊奇，于是来到丹东旅游时就找到我们，想看看我们这里是怎样的。

在沈阳，我给一位以前来过咨询电话，询问如何用根治型拔罐疗法治疗糖尿病的一位姓刘的同志家去电话，想了解他的近况。大概是这位同志的女儿接的电话，她告诉我那个人是她的父亲，也用书上介绍的方法拔过罐，疱出得很多。他们担心不易封口，再加上他患有心脏病，年纪又大，就没有坚持拔，现在仍是疾病缠身。我问她的父亲年纪多大，她说60岁，我也再没说什么。

这两件事使我有了比较深的感触。一样的疾病，不同的治疗态度，结果也自然不会一样了。其实，这两种人我们经常遇到，后者特别多。

17. 生活拮据时的疾病治疗

2000年，有一位名叫王淑清的女同志，刚到丹东不久，夫妻俩儿都没有稳定的工作，生活很困难。她身患多种疾病，又缺乏治疗费用。当她在其住所附近听到有我们这种拔罐方法的消息，就自己用罐头瓶子拔罐，有不懂的问题就到我们这儿来问。因为我们搬迁了一次，她费了一个多月的时间，多次寻找，又找到我们这儿，咨询相关的问题。

她自述有胃病，总有胃堵的感觉；大便时刺痒、不畅，大便不但少、形状扁而且有棱有角，好几天才便一次，有时一天便好几次；尿少，常常几天也不尿；什么也不想吃，吃花卷的时候用水把油排出去才能吃，但是化验肝没有病，撤胃火、胃寒的药没少吃，也未觉得有用；肚脐两侧自觉有包，早晨按明显；半个身子发麻，并伴有口腔溃疡；后腰有 10 多个茧蛹大小的疙瘩，并且还有比较严重的妇科病；走路后脚总偏，不得劲儿。

因为她生活困难，没有钱买排毒罐。我们告诉她不用买罐，用火罐也是一样，我们也会将拔排毒罐的方法无保留地告诉她，只要她能坚持拔，一定会把病治愈。

我们把根治型拔罐的道理和特点告诉她，首先告诉她后背拔大椎区、肝区、脾区和腰中区，前胸要拔胃肠区，在肚脐及肚脐的四周都要拔到，特别是气海区，妇科病也能治好。每次上罐一定要超过 40 分钟，时间越长越好，吸力越大越好。

她拔罐的意志很坚强，在胃区上罐常常是整宿地上，罐口部位也是满罐的疱和脓水、黏稠物，有时拔不出东西也能在罐子上拔出汗（寒气）。在介绍的部位都拔到了以后，我们又告诉她拔华盖区和肾区、尾根区。她自己也找能上罐的地方上罐。在肺部拔出许多沫子。据她介绍，多次拔罐以后，许多处皮肤都带刺儿，扎手。在肚脐上罐以后觉得拔出刺儿，右侧腰上的罐也觉得拔出刺儿。有一个阶段，她自觉浑身无力，但是仍然坚持拔罐。

她的拔罐经历约有一两年。以前半个身子发麻，后来正常了。她的脑后有一道横沟，拔罐以后平了许多。随着拔罐的进行，她口腔溃疡减少，逐渐消失。她经常是扣上罐以后，头脑、耳朵、腿都觉得像通了似的。经过长时间的拔罐，妇科疾病也通过拔排毒罐治愈。她的整个身体恢复了健康，气色很好。

刚开始她找到我们的时候，是和另一位姓王的女同志一起来的，由于有病，她们的脸色都不太好。那位女同志患有严重的风湿病，在我们这儿用排毒罐的大号罐拔了几次罐，大号罐的罐口直径约 7 厘米，经常是有半罐子的脓水，起罐时忙不过来，经常流到地上。但是这位女同志没有坚持拔。后来当她看到王淑清的气色那么好，就说："看她的气色多正!如果我那时也坚持拔到现在，不也和她一样好嘛!"

18. 一位老医生的经历

2001 年，我接到一位老医生的来信。信中表达了他用根治型拔罐疗法治愈了一种怪病以后的喜悦心情。

这位老医生是一位离休干部，70 多岁。信中说："两年前，曾右侧腰痛一次，非常剧烈，自己应用低频脉冲治疗 3 次，疼痛消失，但发现两侧骶髂关节部位每侧各有 3 枚绿豆至黄豆大的淋巴结，压痛轻微，可推动，无粘连……至今已近两年，但淋巴结毫无缩小之意……3 个月前，在书店偶然间购得《根治型拔罐疗法》……170 页上的‘上罐的吸力要大，时间要长一些’真是妙不可言。本人坚持应用抽气式塑料罐（6 厘米）治疗 3 个月后，现已大病告愈，淋巴结已全部消失。特此写信，……也为至爱亲朋和邻里治疗，均取得极佳的效果。”

以后，这位老医生在为亲朋好友和邻里的治疗过程中，结合自己的丰富经验，配合以根治型拔罐疗法，对一些六七十岁的老人所患的疾病进行了治疗，效果也比较满意。比如右侧腰腿部带状疱疹、慢性气管炎、全身泛发性湿疹、脾脏肿大、肠结核致广泛性肠粘连以及多年的老胃病，在坚持长期的拔罐治疗后得到了很好的疗效。

这位老医生抓住了排毒拔罐疗法的关键，就是：上罐的吸力要大，时间要长一些。只要抓住了这个关键，就很可能取得好效果。

这位老医生结合自己丰富的治疗经验，应用拔罐疗法于癌症的治疗过程，为一位至亲大胆地应用了拔罐疗法，而且取得了意想不到的疗效。这位老医生的至亲当时 68 岁，两年前患左乳腺导管癌，手术根治后复发而再次手术，在放疗、化疗、激素疗法的治疗下又发现右肺尖部转移性病灶，因已晚期而且又系血液性转移所致，所以无法进行手术，教授也处于束手无策的境地，因而只应用美国生产的甲地孕酮进行治疗，每两个月复查一次。在这种绝望无助的情况下主动要求老医生用拔罐疗法为其治疗，在治疗 4 个月时肺部 CT 复查发现原有病灶已有了明显缩小。而且生活完全自理，犹如正常人一般，生活规律，照常晨练、买菜、洗衣做饭、食欲好、睡觉香，有说有笑地生活着。大约两年后，我询问过这位老医生，知道他的这位至亲仍然生活得很好。

19. 蛇胆疮的治疗

2000年的夏天，有一位60岁左右的女同志买了全昱排毒拔罐，她姓尹，我们称她尹师傅。据她向我们介绍，她以前每到秋冬易患感冒，引起嗓子整个冬天都不舒服。用排毒罐在华盖区上罐以后，出了满罐的疱，以后坚持重罐拔了一个多月，这个毛病没了。

前几天她又来到我们这儿，讲起她在前些日子生了蛇胆疮，先是在右下腹生了一处，她让儿子为她在生疮的部位上罐拔罐，第二天在肋条的几处位置也生了蛇胆疮，她又叫儿子在这些部位都拔排毒罐，结果用了五六天就将蛇胆疮治愈了。

【第八章】
排毒拔罐治疗常见病

一、感 冒

感冒是生活当中最常见的疾病，涉及到千家万户。患了感冒，许多年轻一点儿的人一挺就过去了，那是因为他们的身体抵抗力强。有一些人患了感冒，是吃些感冒药帮助挺过去。还有一些体质较差的人患了感冒，为了很快治好感冒，则去医院输液。

患了感冒吃药、点滴，虽然无可非议，但是在许多情况下，会发生滥用抗生素的现象，不但造成抗药性的出现，同时也容易引起新的疾病发生。治好了这种病，却导致了另一种疾病的发生，而且更难治疗，得不偿失。

一般来说，感冒分为风热型和风寒型。对于风热型，我们拔大椎区，因为火和热是向上走的，对于风寒型，拔腰中区，因为寒、凉是在下面。但是我们常常不知道自己属于哪一种，于是我们可以在大椎区和腰中区两处都上罐，不管是风热型还是风寒型，都会起作用。如果发热，可以将大椎区改为神道区，也就是大椎区下移一个罐口部位。如果检验白细胞偏高，有炎症，则加拔肝区和脾区，因为肝藏血，脾生血，引起感冒的病菌也是存在于血液之中的，我们吸拔肝区和脾区，可以增加免疫力，帮助消灭病菌。对于中医来讲，以胸膈为界分上、下，对应手足三阴、三阳的经脉，上管火，下管寒，所以，我们拔罐，总是一上一下地选择上罐部位。

普通的感冒，大都是偶感风寒，属表证，肺主表，所以还应该在肺区上罐。轻微感冒拔大椎区、腰中区即可，稍重一些在大椎区两侧加拔肺区，或肺上尖区，发热加拔脾区、肝区。

通过上面的分析，我们可以总结出：一上一下，一左一右。上：指吸拔大椎、神道区；下：指命门、腰中和尾根区；左：指脾区，包括脾上尖、脾下尖区；右：指肝区，包括肝上尖、肝下尖区。左脾右肝，一定要记住，是最常用的部位。

许多人有这样的经历：连续输液 10 多瓶也没见感冒好转，吃了好长时间的药也不见强。这是因为他们的体质比较差，应该从提高自身免疫力着手来治疗。而提高自身免疫力的快捷方法就是拔罐。我们在用拔罐治疗感冒的时候，为了尽快治愈，可以每天拔 3～4 次，也可以每天拔 1～2 次，时间可以从 40～50 分钟，甚至一小时。虽然痛一点，但是效果有时比点滴要好得多。如果感冒的同时伴有严重的咳嗽，在拔罐的同时，取一杯温开水，每当要咳嗽之前，用水压一下咳嗽，起止咳的作用。一般情况下一小时用一杯水就够了。

按照中医理论，肺主肃降。清气上升，提供人体需要的氧气，浊气下降，以浊气下达小腹为顺，通过胃肠排出。肃降不利，才导致气逆而咳。胃肠有阻遏肺气肃降之嫌，所以加拔胃肠部位。

吸拔华盖区可以治疗咳嗽，效果较好。对于感冒伴有咳嗽应拔华盖区。有的感冒是由于胃肠问题引起的，所以，脐中区及附近的胃肠区、气海区，应该根据需要上罐。

二、风湿、类风湿

一般的风湿病，常常是四肢酸麻胀痛木，所以风湿、类风湿的治疗，也包括了四肢的治疗。中医认为，肝管四肢，主筋。四肢有病，并不是说肝有病变，而是说肝的调解能力差了，疏泄的能力差了，所以肝区是必须要拔的。我们说的肝区，也包括肝上尖、肝下尖区，需要轮换拔，脾区也是如此，也包括脾上尖、脾下尖区，也要轮换拔，以后就不特别说明。四肢有病，说明肝的疏泄功能不足，病灶部位的血液不能较好的进行新陈代谢，所以要拔肝区。脾是造血的，新鲜血液不足也不行，所以脾区也要拔。因为风湿属凉、属寒，寒在下，所以两腰区要拔。一般情况下，胳膊有病，在肩膀后肺尖区处上罐，或者在靠近肩部的前肺尖区上罐，前后是对称的。这样可以治好胳膊的病。因为排毒罐的吸力大，时间长，完全可以将胳膊的经脉疏通。腿上的病，在侧腰区及后面对称的部位上罐，因为腿比较长，罐具的吸力到达得慢，有时为了加快治疗，在膝盖附近上罐作为辅助。

有人问到类风湿怎么治，与风湿的方法基本类似，所不同的是，类风湿常常引起骨骼变形，说明病已入骨，还应该重点拔肾区，肾主骨。

肩周炎的治疗其实很简单。只要在肩胛区上一罐即可。肩周炎的病，存在粘连的问题，在拔罐的同时，加强筋骨的活动，可以加快治疗的进程。虽然可以进行推拿按摩、小针刀，但是如果不拔排毒罐，病灶不容易去掉。

风湿病是比较普遍的病症，有一些药往往含有激素，刺激心脏，或含有伤胃的成分。药物经常是暂时止痛，需要长期服药，终究不是好的治病方法。而且，许多人患的心脏病是风湿性心脏病，不拔排毒罐，很难治愈风湿性心脏病。有人问我们排毒拔罐疗法最适合治疗哪些病，我们说，风湿病就是排毒拔罐疗法最适合治疗的疾病之一。

有的人时常感到体内有一股气窜来窜去，主要在后背，还有的人经常感到上下牙有的牙齿出现被冰扎一样的感觉，麻苏苏的，凉飕飕的，这两种现象都是时有时无，使人感到很烦恼，不知如何是好。这些都是风寒、风湿造成的，是由于二氧化碳的气－液、液－气转换引起的。坚持拔排毒罐就会消失。

生活环境的问题也是一个与风湿病密切相关的问题。以睡眠为例，人们如果总睡在没有热源的床上，就容易患风湿，因为接触凉的时间比较多。由于受凉，血液易凝结，不流畅，病灶处就会发凉。这也是许多患风湿的人手脚发凉的原因，也是风湿病的病因之一。生活当中就有不少的人，在患了风湿以后，多做体力劳动，出了许多的汗，风湿减轻了许多，就足以证明这一点。当经脉畅通以后，原来发凉的部分就会发热。

三、心脏病

说到心脏病，我们认为，对大多数心脑血管病人来说，最应该采用排毒拔罐疗法。这是因为大多数的心脏病，不是心脏本身有毛病了，而是这些人的血液当中存在许多病的物质或成分，许多是血液黏稠度高，以至于发生供血不足、梗死、栓塞。如果单纯扩张血管，只可解一时之急。许多人都明白，中风发生一两次可以抢救，第三次就很难抢救了。所以，解决问题的根本办法应该是清除血液中疾病的成分，采用排毒拔罐疗法，净化血液。

许多心脏病是由风湿引起的，需要结合风湿的治疗。由于有风湿，治疗过程中可能出现低烧的现象及其他的病灶反应，只要继续坚持拔排毒罐就会消失。病灶反应现象是自身免疫力与疾病斗争的结果。不但不要停罐，反而应该加强拔排毒罐。

具体的方法是：同时吸拔肝区、脾区、肺区、肾区。肺区可以用神道区代替。五脏六腑中与心脏有关的部分都吸拔得差不多了，心脏的病也就差不多好了，最后吸拔心区，这就是治疗心脏病和心脑血管病的基本方法。你不把血液中疾病的成分吸拔出去，怎么能彻底治愈心脑血管病呢?

对于已经发生脑血栓的病人，除了上述部位以外，还要针对具体情况，吸拔相应部位。比如，上肢有病，吸拔相应肩部的前、后肺尖区；腿不好，吸拔相应的腰区、侧腰区、膝眼。同时，还要了解人的经脉走向。人的经脉，前胸为阴，后背为阳。你可以这样记忆：举起双手，阴经从下向上走，阳经从上向下走。因为脑部已经发生了栓塞，如何想办法解决呢？我们可以在大椎区及其两侧尽量靠近脑部的部位上罐，让病灶随经脉下行，被吸拔出去。在前胸腹，吸拔华盖区，吸拔肚脐及其四周的部位，不让病上行。用这样的思想，确定上罐部位。

对于已经形成血栓，行动不便和言语障碍的情况，以前有过在侧颈区上罐使病人恢复言语能力的病例，也有吸拔侧颈区使行动不便减轻，同时配合其他罐口部位治愈脑血栓的病例，前面有过介绍。这里只是强调了侧颈区的作用，侧颈区适用排毒罐中的异形罐上罐。

心脏病常常与高血压连在一起，治疗高血压很有必要。大椎区是治疗高血压的常用部位。引起高血压的因素较多，主要也是与血液有关，所以要吸拔肝区、脾区，心肾相交，所以也要吸拔肾区。很多人血压高的时候高压高，低压并不高，这种情况服用降压片不合适，而采用拔罐是合理的。在治疗高血压的时候，我们发现，每天早晚各拔一次甚至再增加次数，可以比较稳定地降血压。当然还要去除引起血压升高的原因。

四、胃肠疾病

说到胃肠病，首先想到的就是胃炎、萎缩性胃炎、浅表性胃炎以及肠炎、胃溃疡、十二指肠球部溃疡。

一些患胃炎的人是由于上火所致，肝火大，久而久之，发展成胃炎。只在胸腹部上罐就能治愈胃炎、胃溃疡、十二指肠球部溃疡。但是，中医讲，肝属木，胃属土，木克土。还是去肝火，先吸拔肝区，然后吸拔胃区。有的时候只有一个人在家，只能自己给自己拔罐，我们可以用全显排毒罐的一根长软管，将罐具和排气筒连接起来，就能在自己后背的肝区上罐了。前胸是治疗胃肠病的必拔区域，应该在胃区、左右肠区、左右结肠区上罐。

还有一些人的胃肠病是由于风寒所致，这部分人往往伴随腰腿痛，这部分人重点应该拔左右结肠区和左右腹区。

胃炎和溃疡病用上面的方法是可以拔好的。肠炎重点吸拔肠区。如有泻肚现象，则要在脐中区、肠区、左右肠区重点上罐，先止泻。留罐的时间要长，力度尽可能大。即便是急性肠炎，也可以先拔排毒罐，起止泻的作用。

五、肝　病

肝病当中，常见的有肝硬化、腹水、乙肝、肝炎等。肝病的吸拔，主要有肝区、脾区。肝属木，水生木，肾属水。肝有病，经常是肾水不足，所以还要吸拔肾区。由于肝病常常由火而起，火毒大。在吸拔的时候，罐口部位容易出现红肿、干裂的现象，因此很疼。在重罐以前用毛巾蘸温水敷罐口部位，可以减轻一些疼痛，或者采用外敷膏药的办法。但不要将红肿误认为是发炎而停罐。

许多读者咨询乙肝的治疗问题，主要的问题是能不能通过拔排毒罐治愈乙肝。

首先要分清乙肝病人和乙肝病毒携带者。乙肝病人通过拔排毒罐可以将病治好，使病人成为携带者，携带者也属于正常人。目前还没有通过拔排毒罐将乙肝病毒全部消除的病例，但是通过拔排毒罐将病人转为携带者却是有的。

六、腰椎、脊椎疾病

许多学习脊椎疗法的人都知道，腰椎有病的人，胃肠一定有问题。沈阳有一位讲授脊柱疗法的张老师分析过这种情况，那就是患有腰间盘突出的患者，在对应突出或疼痛的前胸部位，往往有疼痛点。所以应该在这些对应的前胸部位上罐。通过我们的实践认为这是很有道理的，而且大多数是由于风寒、风湿的因素，因为寒、湿都是在下的，容易伤及腰椎。虽然有复位、推拿、按摩等方法，但如果胃肠的病没有治愈，腰椎的病是不能真正痊愈的，只是稳定而已。

有一位沈阳的患者来电话，询问颈间盘突出和腰间盘突出能不能用这种拔罐方法治疗，并且告诉我说，有人认为已经突出不能拔罐。他的问题带有普遍性。我也遇到过当面提出这个问题的情况，他们认为会把髓核拔出来，所以不主张在腰椎区拔罐。开始提出这个问题的时候，我觉得似乎有一些道理。我也担心给人拔出毛病来，于是也有在腰椎的两侧先拔罐的倾向。但是根据拔罐的科学原理分析，这种倾向是没有道理的。首先，不能认为拔什么位置就会把那里的东西都吸拔出来，把骨头、肌肉都吸拔出来，如果那样想，不是不能拔罐了吗?其次，拔罐拔出来的是病态的东西，人体内好的东西、有用的东西是不会被吸拔出来的。所以，髓核是不会被吸拔出来的，能被吸拔出来的只能是髓核中的有病成分。所以，腰中区是可以吸拔的。从许多的颈椎患者拔罐的情况看，他们拔排毒罐以后的情况都挺好。而且，直接在腰椎拔罐，也没有出现不利于治疗的情况。通过排毒拔罐科学原理的分析，我们知道在腰中区拔罐，拔出来的只能是病态的东西。

拔罐有一个从哪排病的问题。因为腰是要承受重量和压力的，不能让病都从腰向外排，那样会增加腰椎的负担，使腰椎的症状缓解得慢。所以我们要让其他部位的病尽量从其他的部位向外排，以减少疾病对腰椎的影响。但是腰椎部分的疾病只能从腰椎处向外排，所以，腰椎处还是要上罐的。要注意不要只拔腰中区，同时还要拔前胸的胃肠部位，或吸拔腰区、侧腰区，避免只从腰中区排病，加重腰椎的负担。就像最后拔前后心区的措施一样的道理，多从前面排病。要吸拔痛点对应在前面的胃肠部位。另外，我们都知道，肾主骨、主腰，所以还要拔肾区和腰区。

一些风湿不算重的人患腰间盘突出，采用复位的方法，效果可能是明显的。但是对于风湿较重的人，复位的效果就不会那么明显。介于二者之间的人，复位以后，病症会暂时消失，过了一段时间，又会重新出现病症。更有一些人，连续几次复位，效果也不明显，这就是因为风湿重，没有将病的根源去掉的原因。风湿重，使人的腰椎略微受力就出现腰间盘突出。拔罐不能起复位的作用，但却是真正治愈的一种手段。说拔罐不能起复位的作用，是指不能立刻见效，可以通过较长一段时间的拔罐，将致病的根源去掉而见到效果，通过拔排毒罐结合适当的运动治愈腰间盘突出。当然，对于不严重的风湿引起的腰间盘突出患者，拔罐就可以治愈。

颈椎病用拔排毒罐的方法治疗效果是比较好的。可以直接在大椎或病灶部位上罐。天津有一位动过手术的颈椎病患者，颈椎不能转动，《根治型拔罐疗法》一书刚出版他就买了这本书，当他拔了半个月的排毒罐，颈椎就能转动了。有许多这种病的治好病例。

阜新有个强直性脊柱炎患者，在采用根治型拔罐疗法的过程中，出现眼球发红的现象，当时他去问医生，医生说是风湿活动所致。因为事先告诉过他会有病灶反应，他未慌张。在他的腰部及附近很少出疱，在肚腹附近却是一拔一罐疱。这也说明了腰椎有病的人常常是胃肠有病所致。强直性脊椎炎的病因中也有风湿，强直性脊柱炎也是可以通过拔排毒罐治好的，强直性脊柱炎患者中也有通过拔排毒罐见效的实例。

七、火毒病

在胳膊上起火疖子，用全昱排毒罐的4号罐，罐口直径2厘米，拔出脓水、沫子等物，连续拔，一直拔到结痂、痂脱落，皮肤基本恢复，完全可以治愈。许多疖、痈之类火毒引起的病都能够通过拔排毒罐的方法治愈。在吸拔大椎、肝区、脾区、腰中区的同时，在病灶部位直接上罐，也可以在病灶部位附近上罐，就可以使病灶消退。经常吸拔大椎、肝区、脾区、腰中区，可以避免患疖、痈之类火毒引起的病。

八、糖尿病

有人说糖尿病人皮肤不易愈合，因而不能拔排毒罐，我们认为这种说法是不正确的，拔排毒罐是能帮助愈合的，糖尿病人更应该拔罐。

前面介绍的有关糖尿病的病例，说明糖尿病是可以通过拔排毒罐治疗的。

糖尿病是一种容易引起全身多器官并发症的疾病，而拔排毒罐是一种综合疗法，对全身的经络起调节作用，增强全身免疫力。就像我们认为心脏病、风湿病特别应该用拔排毒罐治疗一样，糖尿病人更应该采用拔排毒罐治疗，治愈各器官的病症，才能避免并发症。也许我们说治愈不太恰当，但是我们可以说，如果糖尿病需要终生服药，那么，也许需要终生拔排毒罐而不必终生服药。

九、泌尿系统疾病（男科、妇科）

时常听到周围的人谈起泌尿系统疾病的困扰，例如前列腺问题等。许多人想找到一种既省钱，又有效，又方便的治疗男科、妇科病的方法。其实，拔排毒罐的方法可以解决这方面的问题。这是因为，拔排毒罐直接在病灶部位的皮肤表面上罐，加强泌尿系统的血液循环及免疫力功能，排除病灶，这通过排毒拔罐疗法原理的学习就可以知道。肚脐四周都应拔得彻底，特别是小腹区。在肚脐下的气海区及附近，即便拔轻一些，经常拔，对前列腺等病也有很好的治疗效果。尾根区，中膂区以及肾区、腰区，都是要吸拔的部位。

十、其他疾病

有许许多多种疾病，不是我们能一一列举的。只要敢于实践，有毅力，能坚持不懈地拔排毒罐，往往能取得很好的效果。我们是这样认为的：只要不是胳膊腿断的病，都能通过排毒罐治愈。即便是胳膊腿断的病，在接好以后，拔排毒罐也可以帮助恢复得快和好!当然，特别严重和难治的疾病不能这样说，但是也应该想到配合用拔排毒罐疗法，如果配合采用拔排毒罐疗法，很可能起到比较好的作用。

具体上罐的思路是：中医以胸膈为界，将胸腹和背腰分为上下。上管火，下管寒。人的许多病都是由火毒和寒湿引起的。我们可以在大椎区或神道区上罐，这是上；在命门区或腰中区、尾根区上罐，这是下。这样来解决吸拔火毒和寒湿的问题。

人的许多病又可能是病毒引起的，而病毒又经常存在于血液之中。我们已经知道，脾生血，肝藏血。所以，要吸拔肝区和脾区（包括肝、脾的上尖区和下尖区）。脾是最大的淋巴器官，通过吸拔脾区，提高人体的免疫力，通过吸拔肝区，排除病毒及血液中的病态物质。这就是左脾右肝，一左一右。

人的经脉走向是阴升阳降，即在前胸腹部，经脉是向上行的，背腰部是向下行的。我们也都知道大脑和头部是最重要的，所以我们不要将病向上引。我们在华盖区上罐，尽量将病从前胸排出，这就是一前；我们也都知道命门与肾的关系，也都知道肾的重要，我们在命门区上罐，这就是一后。一前一后，也是需要拔到的。

通常，在肝、脾、肺都吸拔比较彻底以后，我们将排毒罐下移到两个肾区，再将肾脏治疗好，这样，心脏的疾病基本治愈了。

根据我们的经验，每个人的肚脐及其四周都是应该吸拔的，特别是女同志。这是因为寒在下，经常在小腹引起疾病，无论是妇科还是男科。吸拔这些部位的作用胜过延迟更年期的药物，使人年轻、美容、减肥，我们根据淋巴的作用原理就可以分析出拔罐减肥的道理。

每个人侧胸腹部都有大包区，在经络学说中是有大包穴。大包穴属十五络中脾之大路，统领全身血脉。因为这个部位皮肤比较嫩，上罐较痛，所以，在上面的部位都吸拔彻底以后，应该吸拔大包区。当然也可以提前吸拔。

综合上面的内容，一上一下，一左一右，一前一后，是基本的上罐部位。然后，针对上肢的疾病，吸拔前后肺尖区，由于排毒罐的吸力大和持久性好，完全可以将胳膊的病都吸拔出去；针对下肢的疾病，吸拔腰区、侧腰区及前面的小腹区，再辅以左右膝眼，就可以将腿的疾病吸拔出去。这就是排毒拔罐疗法治疗其他各种疾病的思想方法，可供参考。

排毒拔罐疗法对人体是一种全身的综合性疗法，无论什么样的疾病，采用排毒拔罐疗法，都会起到很好的治疗和辅助治疗作用。所以，我们说：“当久治不愈的时候，请采用排毒拔罐疗法；当生活拮据的时候，请采用全昱排毒拔罐。”

【第九章】
罐口部位的划分方法

拔排毒罐的时候，罐口部位如何选择，对于加快治疗的进程有直接的影响。虽然拔罐疗法确定罐口部位的精确程度不如针灸对穴位的要求那样严格，但是，也应该知道罐口部位的中心位置。

根据排毒拔罐疗法的治疗特点，罐口部位主要分布在与五脏六腑对应的体表皮部区域，分布在十二经脉及任督二脉循行路线上相应的腧穴部位。例如：肝在胸腹和背腰的右半部，所以在背部相对应的皮肤表面划分有肝区、肝上尖区、肝下尖区三个区域，以直接吸拔肝脏的疾病；腹腔左上部是脾，所以在背部左半部有脾区、脾上尖区、脾下尖区，以直接吸拔脾的病毒。

由于我们介绍的是拔罐的部位，就不在这里介绍经络的穴位。有用到穴位的读者，可以从有关介绍经络的书中查找。

我们将每个人的前胸和后背按区域划分成固定数量的罐口部位，由此确定所用罐具大小，这种方法的直观性强，简单易掌握。罐口部位的大小是以排毒罐的大号罐（罐口直径 7 厘米）参考确定的。

一、胸腹部罐口部位的划分（图 7）

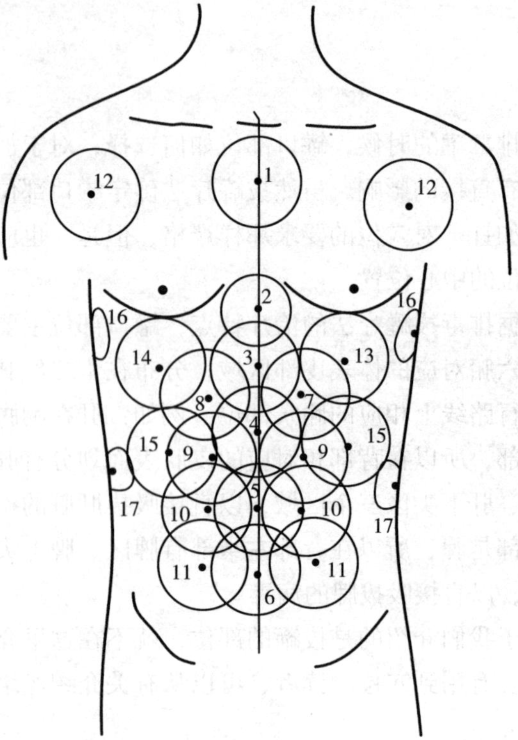

图 7　胸腹部罐口部位示意图

胸中线从上至下为：1. 华盖区　2. 前心区　3. 胃脘区　4. 肠区　5. 脐中区　6. 气海区　7. 左胃区　8.右胆囊区　9.左右肠区　10. 左右结肠区　11.左右小腹区

乳中上下成一条直线有：12. 前肺尖区　13. 左乳根区　14.右期门区　15. 左右腹区

两侧胸腹部有：16. 大包区　17. 章门区

1. 胸腹部的罐口部位

即从喉咙向下，经过肚脐的一条中心线。这条线将胸腹分为左右两部分，任脉循行于此中心线上。

自喉咙下的凹陷处开始，向下至肚脐的上边缘，分4个罐口部位：心口窝以上有一个罐口部位，是华盖区；心口窝为一个罐口部位，为前心区；心口窝以下至肚脐的上边缘有两个罐口部位，为胃脘区、肠区。

肚脐中心为一个罐口部位，为脐中区；肚脐下为一个罐口部位，称为气海区，或称小腹区。

这样，在胸中线任脉循行的路线上有6个罐口部位。它们可以互相交叉，即互含另一罐口部位的一部分。

以乳中和胸中线连线中点，向上和向下延伸成一条直线。在这两侧各有4个罐口部位。由上而下分别是左胃区、右胆囊区、左右肠区、左右结肠区、左右小腹区。

左胃区、右胆囊区、左右肠区、左右结肠区、左右小腹区分别与胸中线上的胃脘区、肠区、脐中区、气海区相邻并互含。

乳中上下成一条直线，有3个罐口部位，它们分别是前肺上尖区（或称中府区），左乳根区、右期门区、左右腹区。

在两侧胸腹部有大包区和章门区。

2. 胸腹部常用罐口部位的中心位置

华盖区（编号1）：前胸正中线上，在咽喉的凹陷与心口窝的凹陷之间的部分。一般情况下，先用略小一点的罐具上罐，再用大一号的罐具上罐，有条件用异形罐更好。该区是前胸中间最上的一罐，含任脉的华盖、紫宫、玉堂三穴。

[功能] 清肺止咳，止呕化痰。

[主治] 咳嗽、咽肿、气喘、喉痹、呕吐、两乳肿痛。

本区治疗肺部、气管、食管疾病效果比较好，特别是治疗咳嗽，效果比较明显。上罐以后，咳嗽的震动可能会引起疼痛，所以在上罐的同时，准备一杯温水，每次咳嗽开始前，咽一小口水，压住咳嗽，减少震动。一般来说，40分钟下来，就能饮下一杯水。

常拔此部位，可提高人体免疫力，很少患感冒。

前心区（编号2）：即心口窝。

[功能] 和中化滞，清心宁神。

[主治] 咳嗽、呕吐、咯血、哮喘、心痛、胸痛、惊悸、癫痫。

此区含鸠尾、巨阙两穴，肝左叶在鸠尾穴下，巨阙为心之募穴，对医治心脏病有很大的作用，应该在其他脏腑已经开罐一段时间以后再上罐。

胃脘区（编号3）：在心口窝的凹陷处下。上罐时，罐具的上边缘按在凹陷处的下边缘。

[功能] 调理脾胃，和中化湿。

[主治] 腹痛、腹胀、腹泻、积聚食不化、肠鸣、呕吐、纳呆、心中烦热、惊悸、癫痫。

此区含任脉的上脘、中脘两穴，所以称为胃脘区，主治胃部疾病。

肠区（编号4）：与胃脘区相邻，上罐时，罐具的下边缘接近肚脐。

［功能］消积化滞。

［主治］腹痛、腹胀、腹泻、积聚食不化、肠鸣、呕吐、痞块。

此区与胃脘区一样，主治胃肠部疾病。

脐中区（编号5）：肚脐中央为罐口部位的中心，含水分、神阙、阴交三穴。

［功能］平衡阴阳，通调水道，清热利湿。

［主治］腹痛、腹泻、水肿鼓胀、反胃吐食、淋症、大小便不利。

脐中区是一个重要的上罐部位。有人说肚脐不能上罐，但是根据我们的实践经验，肚脐是可以上罐的，而且上罐以后能够治疗许多病症。本区的阴交穴为冲、任、肾三脉交会之处，本区也是平衡阴阳的重要部位。

气海区（编号6）：含阴交、石门、气海三穴。上罐时，罐具的上边缘接近肚脐，含关元穴。应该用较大一点儿的罐具，使肚脐下只上一罐即可覆盖小腹。

［功能］补肾利水，调经固冲，清热利湿，清利下焦。

［主治］腹部鼓胀、大小便不通、月经不调、带下、崩漏、阴部多汗湿痒、盆腔炎、遗精、遗尿、尿频尿急、前列腺炎等。

本区石门穴为三焦之募穴，气海穴为保健要穴，对治疗男科、妇科疾病，培肾固本，有很好的作用。

左胃区、右胆囊区（编号7、8）：在以乳中和胸中线连线中点，向上和向下延伸成的一条直线上。与胃脘区相邻，上罐时，罐具的边缘要接近胸中线。

[功能] 健脾益胃，和中化滞。

[主治] 不思饮食、呕吐、腹胀、腹痛、胃脘痛、消化不良。

左胃区主要用于配合胃脘区治疗胃部疾病，右胆囊区治疗胆囊疾病。

左右肠区（编号 9）：与肠区相邻。

[功能] 豁痰利窍，消胀化滞。

[主治] 呕吐、腹胀、腹痛、腹泻、消化不良、心烦、遗尿、癫狂。可以治疗胃肠疾病。

左右结肠区（编号 10）：位于肚脐两侧。

[功能] 调和肠胃，理气活血。

[主治] 呕吐、腹胀、腹痛、肠鸣、消化不良、久泻不止、便秘、大小便不利、体热、水肿、虚损劳弱。

本区对治疗急慢性胃肠炎、肾炎、高血压、肝炎、胆囊炎、阑尾炎、肠功能紊乱、痢疾以及腰部疾病也有重要的作用。

左右小腹区（编号 11）：位于脐中区斜下方，气海区旁。

[功能] 滋肾养肝，理肠通便。

[主治] 腹胀、腹痛、腹泻、便秘、小便不禁、月经不调、前列腺病及胃肠疾病。

本区所含足少阴肾经之中注穴为足少阴肾经与冲脉之会穴，“中”指五中，即五脏，“注”乃流注，五脏之气，皆由此转注，对治疗妇科和男科的疾病有较好的作用。

前肺尖区（编号 12）：属手太阴肺经，自前胸中线旁开，平第一肋骨间隙处，至肩头与第一肋骨间凹陷处取之。含中府、云门两穴，又称中府区。

［功能］清宣上焦，疏调肺气。

［主治］烦热、恶寒、皮肤痛、面浮肿、咳嗽、气喘、胸痛、肩背痛、肺胀满、胳膊不举。

本区的中府穴为手太阴肺经之募穴，手、足太阴经气聚结之处，是治疗肺结核等疾病的上罐部位。同时，也是治疗上肢的重要部位。

左乳根区、右期门区（编号 13、14）：胃脘区旁开，肋骨下沿处，直对乳中，含足厥阴肝经的期门穴。

［功能］舒肝利胆，活血化淤。

［主治］目眩、咳嗽、呕吐酸水、饮食不下、胸胁胀满、心痛、乳痈、胃脘部痛、腹坚硬。

左乳根区位于左心室下，对治疗心脏病很重要，但是不要先开此罐，待肝、脾、肾区都吸拔一段时间以后再开此罐。期门穴为肝之募穴，为足太阴脾经、足厥阴肝经、阴维三脉交会穴。期门区也是一个重要的上罐部位。当自己拔罐时，不方便在后背上罐，在前胸这个部位上罐治疗肝病也是一种方法。

左右腹区（编号 15）：在乳中上下所成的直线上，在左乳根区和期门区的下面。

［功能］调中散寒，消食导滞。

［主治］腹胀、腹水、消化不良、便秘、小腹寒痛。

本区对治疗肾炎、肝炎、肠炎、阑尾炎、肠功能紊乱、附件炎等有较好的作用。

大包区（编号 16）：位于脐下，自心口窝外开至脐中线上，第六肋间隙中取之。属足太阴脾经，含大包穴。

[功能] 调和诸经。

[主治] 全身疼痛、咳喘、胸胁胀痛、四肢弛缓无力、淤血凝滞。

本区的皮肤肌肉比较嫩，上罐比较疼痛，所以尽量先将后背吸拔彻底再上此罐，但是这一罐也比较重要，病多的人这一罐经常是满罐的脓水和疱。大包穴为脾之大络，由于脾之大络统领全身诸络脉，所以当发生实证时，全身络脉之气壅塞不通，就会感到疼痛；虚证时，常发生四肢百节纵缓不收。故若淤血凝滞，应当吸拔大包区。

章门区（编号 17）：侧卧，肠区旁开，与腋下第十一肋尖端下缘相交处取之。含足厥阴肝经的章门穴。

[功能] 舒肝理肾，活血化淤。

[主治] 面肿、呕吐、胁肋痛、腹胀腹水、肠疝痛、尿少溺黄、腰痛、髀枢痛、腰背冷痛不得转侧。

本区含京门、章门、带脉三穴。京门穴为肾之募穴，可以治疗肾 脏疾病；章门穴是八会穴中的脏会，治疗肝脏等脏疾病。但因为该区肌肉松弛，上罐较痛，故应后上罐。

二、背腰部罐口部位的划分（图 8）

1. 脊腰部的罐口部位

从大椎至腰部的凹陷处分为 7 个罐口部位。凹陷处为腰中区，再向下有一个罐口部位，为尾根区。

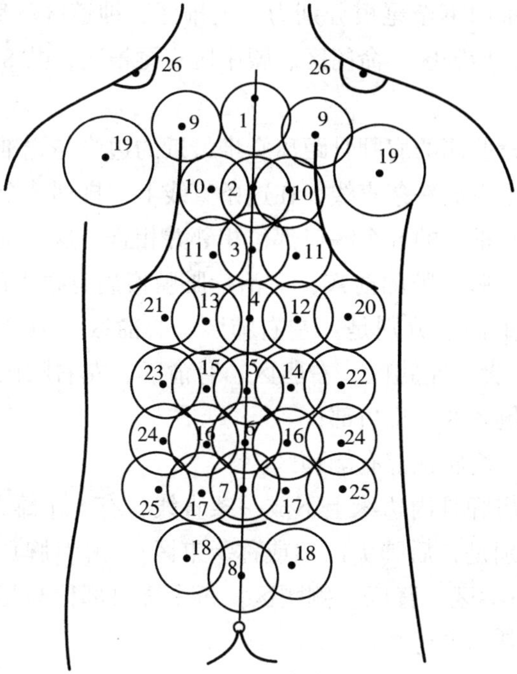

图 8　背腰部罐口部位示意图

沿脊椎督脉的循行路线有：1. 大椎区　2. 神道区　3. 后心区　4. 后胃区　5. 后肠区　6. 命门区　7. 腰中区　8. 尾根区

肩胛骨边缘距脊椎最近处与脊椎连线的中点上下所成的直线上有：9. 左右肺区　10. 左右心俞区　11. 血会区　12. 肝上尖区　13. 脾上尖区　14. 胆区　15. 胰区　16. 肾俞区　17. 腰区　18. 中膂区

肩胛骨边缘距脊椎最近处上下所成的直线上有：19. 后肺尖区　20. 右肝区　21. 左脾区　22. 肝下尖区　23. 脾下尖区　24. 肾区　25. 侧腰区　26. 侧颈区

大椎向下至尾根分别为：大椎区、神道区、后心区、后胃区、后肠区、命门区、腰中区、尾根区，共8个罐口部位。

后背两侧的肩胛骨距离脊椎最近的边缘与脊椎连线的中点，上下成一条直线，在这条直线上，排列8个罐口部位，与脊椎上的8个罐口部位相邻并相含。这些罐口部位包括了五脏六腑的俞穴，对治疗脏腑疾病有很大的作用。它们由上而下分别是：左右肺区、心俞区、血会区、脾(肝）上尖、左胰区、右胆区、肾俞区、左右腰区、中膂区。两侧各8个罐口部位。

靠近肩膀顶部有侧颈区。

以肩胛骨内边缘上下成一条直线，有5个罐口部位，它们分别是：后肺尖区（或称天秉区)、肝（脾）区、肝(脾）下尖区、肾区、侧腰区。每个罐口部位与相邻的罐口部位基本平行并互含。

以上两列罐口部位都是十二经脉中足太阳膀胱经循行路线上的腧穴所在部位。

2. 背腰部常用罐口部位的中心位置

大椎区（编号1)：属督脉，含大椎、陶道两穴。正坐低头，第七颈椎与第一胸椎棘突之间的凹陷处取之。即低头，颈后一块高骨下凹陷处。

[功能] 益气养血，清热宁心。

[主治] 高血压、头痛、感冒、失眠、虚汗、骨蒸、发热恶寒、痹症、颈项强痛不能回顾、咳嗽、哮喘、呕吐、腰背痛、癫痫、疟疾、狂症、黄疸、抽搐。

大椎区是一个必须要吸拔的部位。大椎区的皮肤比较粗糙耐疼痛，所以大多数的人都能承受得了。大椎区属于督脉，从首先疏通任督二脉，提高人体自身免疫力的角度也要吸拔大椎区；从经络循行的方向看，阳经是从头向下行的，为了把头部的疾患吸拔出去，也要吸拔大椎区；从以往大多数人的实践来看，真正的颈椎病，吸拔大椎的效果都比较好，比较明显。

神道区（编号 2）：属督脉，含身柱、神道两穴。在大椎区下，第五、第六胸椎棘突之间的凹陷处取之。

［功能］清热散风，安神定志。

［主治］发热恶寒、头痛、咳嗽、中风、小儿惊痫、抽搐失眠。

本区所含身柱穴居两肺俞之间，治疗肺部疾病，神道穴当两心俞之间，气通心俞，主治神志病。本区对心、肺的热病有良好的效果，一般情况下，由于心火大而引起的感冒发烧，吸拔此部位较好，特别是儿童，往往一罐就起作用。

后心区（编号 3）：属督脉，在第七、第八胸椎间凹陷处取之，与前心区相对应。

［功能］去除心火，清热利湿。

［主治］心绞痛等心脏病，寒热项强、腰背痛、痈疽、疔疮、咳嗽、气喘。

本区治疗心脏病、腰背肌肉风湿症，主治心神疾患，应将其他脏腑部位吸拔一个阶段以后，再吸拔此区。在突犯心绞痛时，吸拔此区可以缓解病情，在没有药物的情况下可作为急救措施。

后胃区（编号 4）：在后心区下面，第十胸椎棘突下。

[功能] 强腰补肾、和胃止痛。

[主治] 痉挛、抽搐、寒热、脊背强急疼痛、胃脘痛、肝病。

本区位于肝俞中间，主治肝部疾病，对应前胸的胃部，可治疗胃炎等胃部疾病。同时，对增生性脊椎炎、腰背风湿症、精神分裂症、癔病都能起治疗作用。

后肠区（编号 5）：属督脉，在第十一、第十二胸椎棘突间凹陷处取之，含脊中穴，对应前胸肠区。

[功能] 健脾利湿，和胃止痛。

[主治] 癫痫、呕吐、鼓胀、胃脘痛、消化不良、腰脊强痛不能俯仰。

对于胃病、肝炎、肝硬化、痔疮、脱肛、增生性脊椎炎、腹部疾病，可在此区上罐。

命门区（编号 6）：属督脉，含悬枢、命门两穴。在第二、第三腰椎棘突间凹陷处取之，在后腰的凹陷上端。

[功能] 疏以调气，固精壮阳。

[主治] 水肿、失眠、腰痛、腹痛、月经不调、高血压、低血压、脊椎炎、胃炎、肠炎、阳痿早泄。本区命门穴当两肾俞之间，主治肾脏疾病。

腰中区（编号 7）：属督脉，含腰阳关穴。在后腰的凹陷处取之，位于第四、第五腰椎棘突间凹陷处。

[功能] 调益肾气，强壮腰脊。

[主治] 腰骶痛、腰间盘突出、坐骨神经痛、下肢痿痹、遗精、阳痿。

腰管下肢，下肢有病，可拔此区。为疏通督脉，应大椎、腰中同时上罐，以便上下对应。有人认为腰间盘突出不应拔此区，担心影响腰间盘，其实不然。应该同时在腰中区对应的前胸腹部的脐中区及其附近上罐，将病多从前面吸拔出去。腰中区经常是腰间盘突出的部位，应该坚持吸拔，将病态的物质彻底吸拔干净。

尾根区（编号 8）：属督脉，含腰俞穴及上髎、次髎、中髎、下髎穴。上罐时尽量向下靠。

［功能］通调任督二脉。

［主治］下肢麻痹，发热无汗，腰脊强痛，痔疮，大便出血，遗尿，感冒，前列腺等男科病，妇科病，坐骨神经痛，腰肌劳损，膀胱炎等。

本区之腰俞穴，主管传送肾之经气入腰，终于尾脊。因其接近任脉，故取此区疏通任督二脉。

以下的罐口部位中心位于肩胛骨边缘距脊椎最近处与脊椎连线的中点上下所成的直线上。

肺区（编号 9）：属足太阳膀胱经，含大杼、风门、肺俞三穴。位于肩胛骨边缘距脊椎最近处与脊椎连线的中点处，在大椎区斜下取之。

［功能］祛风宣肺，清热和血舒筋。

［主治］感冒发热、抽搐、伤风咳嗽、头痛、胸背痛、胸膜炎、痈疽发背、脑出血、颈椎病、增生性脊椎炎、落枕。

本区依肺而取，顾名思义，要从肺脏取罐口部位，主治肺脏疾患。本区之大杼穴为手足太阳、少阳之会穴，又是八会穴之骨会。风门穴为风邪侵入之门户，也是吸拔风邪的途径，因此，本区也是常用的罐口部位。平时为避免受风大椎两侧不宜裸露，特别是在睡眠之时。

心俞区（编号 10）：属足太阳膀胱经，含厥阴俞、心俞两穴。第五胸椎棘突旁开，神道区旁。

[功能] 疏通心络，宁心安神。

[主治] 牙痛、咳嗽、癫痫、呕吐、失眠、惊悸、健忘、胸闷、心痛、心胸烦闷。

本区之厥阴俞为手厥阴心包经脉气转输之处，心俞为心脏脉气转输之处，因此，本区主治心脏疾患。

血会区（编号 11）：属足太阳膀胱经，含膈俞穴。位于后心区旁，上罐时，罐口边缘接近脊椎。

[功能] 和血理气，祛痰开膈，疏通心脉。

[主治] 发热恶寒、心痛、腹痛、咳嗽气喘、咳逆吐血、背痛脊强。

本区的膈俞为八会穴的血会，凡血分之疾，当拔血会区。

肝（脾）上尖区（编号 12、13）：含足太阳膀胱经的肝俞、胆俞、脾俞三穴。第九胸椎棘突旁开，后心区旁。

[功能] 舒肝解郁，和血安神，清泄湿热，健运中阳。

[主治] 癫狂、眩晕、黄疸、头痛、中风、咳嗽、脊背痛、脑出血、精神分裂症、癔病。

本区在后胃区两侧，左侧为脾上尖区，治疗脾部疾病，右侧为肝上尖区，治疗肝胆疾病。

胆区、胰区（编号 14、15）：属足太阳膀胱经，含脾俞、胃俞，在后胃区旁，脾上尖区、肝上尖区的下面，第十一、第十二胸椎棘突旁开，右面为胆区、左面为胰区。

[功能] 健脾利湿，和胃调中。

［主治］水肿、黄疸、呕吐、咳嗽、胃病、肝病、胆病、胰腺疼痛。

本区之脾俞穴近脾脏，胃俞穴近胃腑。人体的胰腺在胃、十二指肠后面，胰尾接脾，胆囊在右肝叶下部。此部位为治疗胃、肝、胰腺的常用部位。

肾俞区（编号 16）：属足太阳膀胱经，含三焦俞、肾俞、气海俞，在命门区旁。

［功能］补肾益气，调气利水，通利三焦。

［主治］水肿、头痛、腹水、腹胀、痢疾、肠鸣、夜盲、耳鸣、喘咳少气、消渴、失音、遗尿、遗精、阳痿早泄、妇科病、腰骶痛、脚膝拘急。

本区之肾俞为肾脏经气转输之处，三焦俞为手少阳三焦经经气转输之处，本区为阴阳调节之处。

腰区（编号 17）：属足太阳膀胱经，含大肠俞、小肠俞和关元俞，在腰中区两侧。

［功能］疏调二肠，理气化滞。

［主治］腰脊强痛、腰骶痛、腰肌劳损、腹胀、腹痛、腹泻、便秘、小便不利、遗尿、痛经、糖尿病、男科病、妇科病。

中膂区（编号 18）：属足太阳膀胱经，在尾根区两侧。

［功能］壮腰健肾，清热利湿，培补下元，疏调下焦。

［主治］腰脊痛、腰骶神经痛、腰肌劳损、坐骨神经痛、类风湿性关节炎、肾炎、阴部湿痒肿痛、筋挛痹缩、膝脚不遂、痔疮、下肢瘫痪。

此区宜采用大口径的罐具上罐。

以下的罐口部位中心位于肩胛骨边缘距脊椎最近处上下所成的直线上。

后肺尖区（编号 19）：在左右肺区旁，肩胛骨内边缘上端。

[功能] 疏风散寒，舒筋活络，利节止痛。

[主治] 颈项强痛不能回顾、肩背拘急、肩关节周围炎、上肢麻木麻痹不举、咳嗽、气喘、感冒、落枕、颈椎病、肺炎、肺结核。此区又称天秉区，与中府区相对称，在肩后。含天宗、秉风、天髎三穴。

采用排毒拔罐疗法治疗上肢的疾病，一般只要在中府区和天秉区对称上罐，就可以治愈上肢的疾病，因为这两罐的吸力足以达到手指。

肝区、脾区（编号 20、21）：在肩胛骨边缘下，与后胃区平行，人体肝脏的体表部分。

[功能] 清肝脾血。

[主治] 头痛、头晕、呕吐、食不下、背痛、胸胁痛、泻泄、小便赤黄、身热、黄疸、心血管疾病、糖尿病、风湿、类风湿关节炎等。

本区在后背的右面是肝区，左面是脾区，左脾右肝这四个字是要记住的，是最常用的部位。左面的是脾区，脾生血，提高人体免疫力；右面的是肝区，肝藏血，血液中的病毒一般都要经过肝脏，所以是最经常要吸拔的部位。从以后的介绍中也可以看出来。

肝（脾）下尖区（编号 22、23）：在肝区的下面，与督脉上的后胃区平行，单独取此部位，可以在肩胛骨下边缘向下再让开一个罐口部位来确定本区。

［功能］疏泄湿热，和胃理气。

［主治］与肝区相同。也是治疗肝脾的重要部位。

肾区（编号 24）：第一、第二腰椎棘突外开，在肾俞区旁，人体肾脏的体表部分。

［功能］通调肠胃，化淤消痞，补肾益精，清热利尿。

［主治］两肋急痛、腰脊强痛、水肿、肝病、胃病、乳腺炎、肾炎、肾脏疾病。

本区内部是肾脏，为左右肾区，如遇到有关肾脏的疑难病症，应该在吸拔肝区、脾区的同时，也吸拔两个肾区。

侧腰区（编号 25）：与腰中区平行，与左右腰区相邻，在肾区下。

［功能］疏通下肢，培补肾阳。

［主治］腰腿痛、下肢疼痛、瘫痪、风湿性关节炎、肾炎。

侧颈区（编号 26）：位于大椎与肩头连线中点的肩顶。

［功能］通经调气，清热散风。

［主治］头痛、眩晕、失语、咳嗽、肩背痛、肩背风湿痛、肩关节炎、上肢麻痹、感冒、扁桃体炎、颈淋巴腺炎、颈椎病、落枕。

每个人的胸腹和背腰的罐口部位划分出来以后，再按大于每个罐口部位的尺寸选用合适的罐具。通过这样方法选择罐具可以避免由于高矮胖瘦不同引起的不便。

三、下肢部分的罐口部位（图 9）

环跳区：又称股骨区。属足少阳胆经，在骶管裂孔与

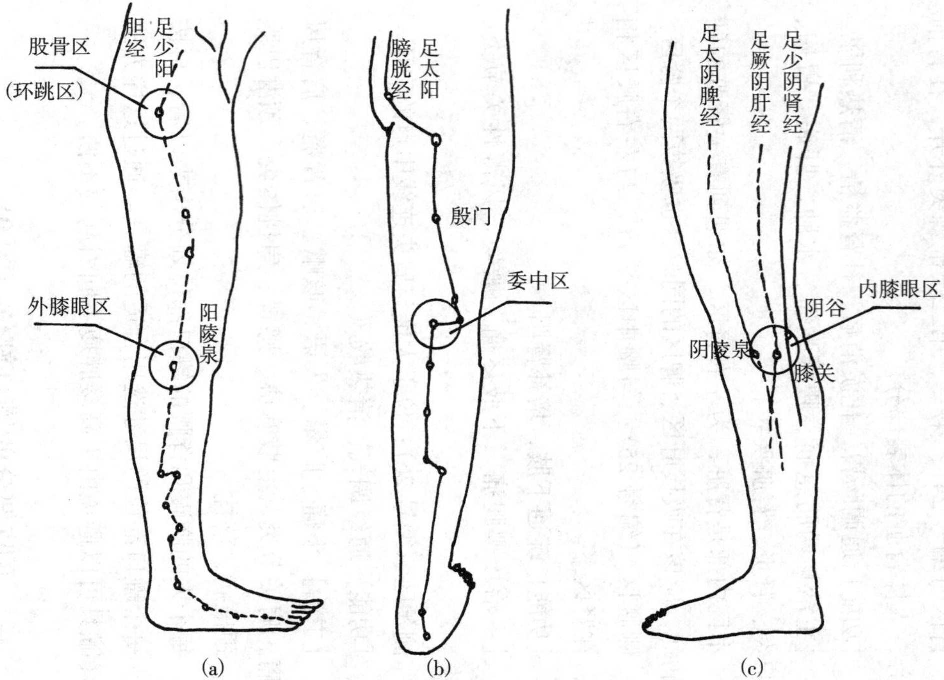

图 9　下肢罐口部位示意图

股骨大转子最高点连线外 1/3 与内 2/3 交界处，也可以在大腿侧中线与尾骨尖的交点处取之，或在大腿侧的凹陷处下沿为中心取之。

［功能］祛风除湿，舒筋利节。

［主治］坐骨神经痛，风湿、类风湿性关节炎，腰脊痛，下肢瘫痪麻痹。

左右膝眼：膝盖两侧的凹陷处。上罐时，在膝盖两侧只要选取能上罐的部位即可，尽量用较大一些的罐具。

委中区：属足太阳膀胱经，腿腘窝中点、两筋之间处取之，也就是在膝盖的后中央。

［功能］疏导膝腿，清热去湿。

［主治］下肢麻痹麻木，坐骨神经痛，风湿、类风湿性关节炎。

由于下肢比较长，罐具的吸力到达比较慢，所以采用真空排毒拔罐疗法治疗下肢的疾病，可以辅助采用在膝盖附近上罐的办法，来加快治疗的过程。对于坐骨神经痛，风湿、类风湿性关节炎，下肢麻痹麻木等各种下肢疾病都有较好的效果。当然，前胸和后背五脏六腑部位的吸拔要先进行。

以上各区的位置，都是指罐口部位的中心位置，上罐以前，要根据人体高矮、胖、瘦情况，决定罐口部位的中心位置和罐口部位的大小，然后选择合适的罐具。

在这里我们只是介绍了一些常用的上罐部位，采用这种方法治疗疾病，每个人都可以结合具体情况，决定自己如何上罐，找出更合适的上罐部位。

【第十章】

排毒拔罐疗法的注意事项

(1) 1周岁以内的幼儿不适用此疗法。1~5周岁儿童每次上一罐，留罐时间10~20分钟即可。

(2) 孕妇的腹部和腰骶部不适用拔罐疗法。

(3) 有自发性出血或损伤后出血不止的患者，暂时不要使用此疗法，应在医生指导下拔罐。

(4) 心脏病较重的患者，前后心区两个部位以及两乳根部、两腋下也不能先行上罐，应该在肺、肝、脾、肾等脏腑的治疗开始一个阶段以后，再上罐。

(5) 拔罐期间，禁忌接触凉水、冷风，注意保暖。许多人没有注意这个问题，结果延长了治疗时间，多拔不少罐。

(6) 上罐以后发生晕罐现象时，不要急于起罐，要将患者平卧，待患者气色恢复正常后再起罐。这是因为上罐以后患者风湿、风寒较重，体内的风寒活动起来，导致晕罐，如果立刻起罐，这些活动起来的部分不能尽快排出，所以应该保持排出（上罐）的状态。

【第十一章】

问题解答

《根治型拔罐疗法》一书出版以后，各地读者提出一些问题，我们选择其中具有共性的问题解答一下。

（1）各种病症的具体治疗方法，仅供参考，不是必须照做的，因为每个人的情况是不完全相同的。读者可以根据书中的有关介绍，自己确定上罐部位，也可以参照书上介绍的部位上罐。我们将上罐部位分为若干组，先使用第一组，以下的几组可以根据具体病情依次选择上罐。当然也可以先不使用第一组，而是用其他组。我们将上罐部位分为若干组，是因为排毒拔罐疗法产生的疼痛比较重，同时上太多的罐具很难忍受，一般情况下上 4 个罐具是可以承受的，特别是考虑到上、下、左、右的上罐方法，所以分为 4 个罐口部位为一组。如果能承受，可以上更多的罐具，效果会更快、更好。

我们划分的若干组，不是每一天都要拔所有的组，也不是每次拔完第一组的时候接着拔第二、第三、第四组，而是在一段时间内只拔一组就可以。待这一组罐口部位不再起疱、不再出脓水了，已经结痂，痂脱落，皮肤基本正常了，就可以停止吸拔这些部位了。如果其中的某一个部位未出疱，基本正常，或者已经拔到不再出脓水，结痂并脱落，皮肤基本正常了，也可以换其他组的部位上罐。如果其中的某一个部位不起疱，皮肤表面无异常，可以不吸拔这个部位，从其他组中选一个部位上罐。

(2) 采用排毒拔罐疗法，在不急于治疗的情况下，每个罐口部位可以每天上罐一次；在需要排病快而且急的情况下，也可以每日 2～3 次，甚至更多次。什么是排病快而且急的情况呢?一是疾病本身向外排得快和急，不是人为地。许多人在起罐以后不久就会感到罐口部位发紧、痒得很，或者感到难受等不舒服的感觉，这时感觉需要上罐，上罐就感到好受，感到舒服，感到病情减轻，自己特别有需要再上罐的渴求，在这种情况下，就不能固守每天一次的规定，随时随地都可以重罐。一般来说，一天两三次是可以做到的。另一种是人为地要将病快点儿治好，主动要求每天上罐 2～3 次，这要根据患者体质以及病情来决定是否可行，也可以适当增加和减少上罐数量。

在实践中，有的患者是这样做的：她在某一部位起了疱以后，起罐将脓水等清理干净以后，立刻重罐再拔，一气儿把这个部位的脓水等吸拔干净，一天之内要上许多次罐；有的患者在拔罐期间除了买菜做饭，就是拔罐，一拔就是半年，直到基本好转。当然，我们并不主张这样，因为我们还要工作，只要利用好业余时间拔罐就可以了。对于年纪较大的人，不太适合这样做，因为他们体质较弱。

一般来说，根据许多人的经验，留罐的时间越长，吸力越大，次数越多，效果越好。

(3) 采用普通的拔罐方法，可以一次排罐 10 多罐，留罐 5～15 分钟；采用排毒拔罐疗法，一次留罐 40 分钟以上，最好能坚持 50 分钟，以每个罐口部位不再出脓水，结痂并脱落，皮肤基本正常为一个疗程。如果中间某一天没有上罐也不要紧，只不过延缓几天治愈而已。即使中断治疗也不要紧的，当然，最好不要中断。

(4) “阿是穴”是指患者疼痛之处，选阿是穴上罐，就是哪儿痛在哪儿上罐，这也是许多人常用的方法。拔罐的理论不一定都弄明白，笨办法一样有效果，只不过会多走点儿弯路而已。

(5) 刚接触排毒拔罐疗法的人在重罐时，用塑料拔罐，只拉动两三次排气筒，因为疼痛，认为吸得很紧了，因而停止拉动排气筒。其实这不是吸力大，应该以能承受为原则，尽量多拉动几次排气筒。如果吸力不太大，就会出现皮肤上的痕迹色重，不易消退；如果吸力适当，皮肤上的痕迹就轻，消退也快。无论痕迹轻重，这些痕迹都是能够逐渐消失的，女同志及年轻人消失得快一些。

(6) 有的读者问拔到什么程度才可以，我们认为，在使用排毒罐的条件下，每一次吸拔以能承受为原则，但是在吸拔一个阶段以后，在上罐时，无论拉动多少次排气筒都能承受，而且留罐时间超过 40 ~ 50 分钟都不再出疱，接连吸拔几次都是这样，拔到这种程度停止拔罐为好。即便这样，过个一年半年，还需要再吸拔一个阶段，避免积累疾病。

(7) 由于排毒拔罐疗法上罐时经常要起水疱，于是有许多人对起疱能否感染产生担心。这个问题在《根治型拔罐疗法》一书中，只是告诉大家起疱不能引起感染，但是原因讲解得不十分清楚。我们是以实践的结果来回答读者，告诉他们起疱不能引起感染，这是许许多多患者的实践证实了的结论。本书在排毒拔罐原理的介绍中，介绍了起疱不能引起感染的原因。

在拔罐的过程中，病气从罐口部位向外排，并不因起罐而停止，只不过起罐以后外排的力量变小、速度慢了一些而已。对于病情较重，病气、病毒较多的患者，由于吸拔到皮肤表面的病气等病态物质较多，不可能在短时间内完全通过皮肤转变为脓水等排出去，有许多滞留在皮肤上，导致皮肤表面的罐口部位出现红肿现象，甚至有硬块，并且红肿面积较大。这种现象会持续一段时间，只有当病态物质越来越少，并且完全通过皮肤转变为脓水等排出去，红肿现象才会逐渐消失。一些不了解排毒拔罐疗法特点的人，常常将这种现象误认为是感染发炎，以至于他们遇到了这种现象，就停止重罐，又是打针又是上药，过了一些日子，罐口部位就恢复正常了。其实，即便他们不打针吃药，过些日子罐口部位也会恢复正常的。为什么呢?这是因为在拔罐前，这些病气是能够被体内的抵抗力抑制住的，双方原来就是处于平衡的状态，只不过是由于拔罐破坏了原有的平衡，当停止了拔罐以后，体内的抵抗力并没有减少，双方还会回到原来的平衡状态，更何况经过了拔排毒罐，病气已经减少，体内的抵抗力会增强，所以，停止了拔罐以后，罐口部位会恢复正常的。

由于停止重罐会耽误了拔罐治疗的时间，要想使病态特质越来越少，只有通过拔罐的方法，继续坚持重罐，把病态物质完全吸拔出来，才是正确的做法。最好不要放弃拔罐。只有通过实践，经历过这种情况，才能深刻地理解我们所说的过程。在《根治型拔罐疗法》一书出版以后，许多患者做过这方面的试验，证实了我们的说法。一些疾病多的患者，采用真空排毒拔罐疗法，出的脓水和黏稠物比较多，一些人不了解，以为感染发炎了，于是停止了拔罐，而且又是打针，又是吃药。其实，这些都是排毒拔罐疗法的正常现象，是好现象，希望这些患者不要紧张，只要继续坚持拔罐，过一段时间就会结痂，开始恢复正常。即便你停止了拔罐，不打针吃药，也不上药，也不会感染的，更不会发炎。

(8) 采用排毒拔罐疗法治愈疾病所需要的时间，与患者本身疾病的多少、轻重有关，也与吸拔的过程有关。排毒拔罐疗法是一种综合性的疗法，它不同于药物，针对某一种病，针对某一种病毒，拔罐是将各种病气一齐向外排。所以，这种疗法治愈疾病所需要的时间较长，对于一些简单的疾病，可能在很短的时间治愈；对于一些长期慢性病，患者往往同时还存在其他疾病，治疗常常需要几个月，甚至一年以上，但是在治疗过程中病情会逐渐好转。无论如何，对于一些长期慢性病，靠打针吃药，一两年可能也不会好，还需要继续打针吃药，继续遭受疾病的困扰，而拔排毒罐很可能治愈，不用再吃药。

(9) 经常有人问，拔了一段时间的罐，感到浑身无力，虚弱，是怎么一回事。拔排毒罐的过程中，由于体内一些部位在进行调整，在提高免疫力，需要补充的能量可能多一些，但是这些人脾胃的吸收能力差，满足不了拔排毒罐过程中对营养的需求，所以出现浑身无力、虚弱的感觉。一般来说，只要继续拔排毒罐，这些现象自然就会消失，不需要特别的补养，因为胃肠吸收功能弱，即便补养，也不一定很快起作用。这种现象也说明治病应该先治疗胃肠，加强脾胃的拔罐治疗。

（10）有一些患者，拔了较长时间的排毒罐，仍未见病情好转，甚至出现更多的症状，因此不敢再拔了。这种情况是由于这些人的疾病较复杂、较多、较重而产生的。由于复杂和较重，出现病灶反应；由于排病，出现了一些不舒服的症状。这就要求继续拔排毒罐，才能逐渐好转。不必担心，因为不是急症，在拔排毒罐期间出现病情加重的情况，经常是病灶反应，只要继续坚持上罐，就能恢复好转，虽然停罐并无大碍，只不过是不再治疗而已，但是病却始终留在身上。

（11）针对糖尿病人皮肤不易愈合，因而不能拔罐的说法，我们认为，这是不正确的。拔罐能够帮助治疗糖尿病，所以，糖尿病人更应该拔罐。还有发炎、感染之说，也是不正确的。拔罐本身就能帮助愈合，如果出现不愈合的现象，说明病没有排完，病排完，皮肤自然愈合，这与第七项解答是一个道理。

（12）有许多人，上罐后不是立即起疱，而是 10 多天以后才起疱，甚至一两个月以后才起疱，这是因为开始上罐的时候，潜伏的病还没有活动起来，所以不能用一两次起疱与否来断定有无病。

（13）有一位南京的读者，为一位 70 多岁的老人治疗腿痛，只在腿上上罐。开始的几天感觉挺好，但是过了一星期，老人又觉得腿不好受了，问为什么?我们告诉他：开始的几天，是把腿上局部的疾病拔了出来，所以感觉好受。继续拔罐以后，体内其他部位的病都从这儿向外排，所以又感觉难受，只有等病都排完才能感觉好受。根据以上情况，我们在拔罐的时候，应该将脏腑的病就近从其体表皮肤的罐口部位排走，不要都从四肢排走，那样会增加四肢的负担。上罐的时候至少在肝区、脾区和腿一同上罐。就像我们为了减少心脏的负担，不先在心区上罐一样。

(14) 牙痛。有人认为牙痛是上火了，大多数人认为是“火牙”，其实并非完全如此。牙痛有火毒所攻，也有风寒所致，而且许多是由于风寒。为了保护自己的牙齿，应该经常在肾区和胃肠区多拔排毒罐，肾主骨，所以要拔肾区。如果牙活动了，尽量不要拔掉，拔掉了就不能再长上了，只要坚持拔排毒罐，活动的牙也还能长结实。

对于牙痛或者口臭，如果刚开始吸拔有了效果，接下去效果就不明显了，那是因为正在把其他的病气拔了出来，所以这一阶段又感到没有效果。这时，还要继续坚持吸拔，把引起牙痛和口臭的原因都吸拔出来，就会保持牙不痛，保持口气清新。

许多人患口臭的毛病，与牙痛一样，肝火、心火和胃火是主要的原因。所以肝区、心区和胃肠部位，视情况分别都要拔到。

运用排毒拔罐疗法的过程中还可能遇到问题，但只要认真阅读书中的内容，都是能够得到答案的。

(15) 关于皮肤痕迹的问题。我们在介绍排毒拔罐疗法的时候都要告诉读者和患者，第一次起疱以后，如果不再重罐，几天以后自己就会长好，不用搽药水，不会在皮肤上留下痕迹。如果重罐，在一段时间内可能留下痕迹，但是，这些痕迹都是能够消退的，消退的快慢与拔排毒罐的程度有关系。

拔排毒罐出现痕迹，是由于病气和病的成分都聚在皮肤上，而留罐的时间较短，没有将病的成分都吸拔出来，所以出现痕迹。但是，我们留罐的时间不可能太长，这就需要我们多次的重罐，帮助痕迹消退。痕迹都能够消褪的，一般情况下，停止拔罐以后，过一个伏天就消褪得差不多了。男同志消退得比较慢，女同志消褪得比较快，因为女同志的血旺。

有一些人拔罐以后的痕迹比较深，紫黑色，说明这些人的血液中病的成分比较多，这种情况更应该拔排毒罐治疗，才能很快消除痕迹。总而言之，不用害怕感染，也不用担心痕迹，在治愈疾病以后都会恢复正常的。

为了尽快消除痕迹，还可以采用外敷膏药的方法，既减轻疼痛，加快治疗速度，又能很快消除痕迹。

【第十二章】

具体病症的上罐部位

为了满足许多患者参考病例的要求，我们结合《根治型拔罐疗法》一书出版以后的一些经历，结合自身的实践，介绍一些常见具体病症的治疗方法。

一、感 冒

感冒，这里是指一种上呼吸道感染性疾病，在春秋气候变化时多有发生。俗话说：无火不感冒。实际上，易患感冒的人，多是自身经络不畅通，身体免疫力差，以至稍受风寒，感冒上身。

感冒的症状一般有两种：一是发热、多汗、咽痛、咳嗽；二是不发热、无汗、头痛。对于不发热的情况，取大椎区和腰中区上罐，对于发热的情况，取神道区、腰中区、肝区、脾区上罐。

对于发热重的病例，根据情况可以一日上罐 2 ~ 3 次，甚至 5 次。

对于儿童发热的情况，可以在后心区上罐，时间可以短一些，20 分钟左右即可，多拔两次。

有的发热是由于其他病症引起的，比如是因为胃肠疾病引起的，还要参考其他病症的治疗部位上罐。但是，在未找到病因之前一定要坚持拔罐，控制和减轻病情。

［上罐部位］①大椎区；②神道区；③腰中区；④肝区；⑤脾区。见图 10。

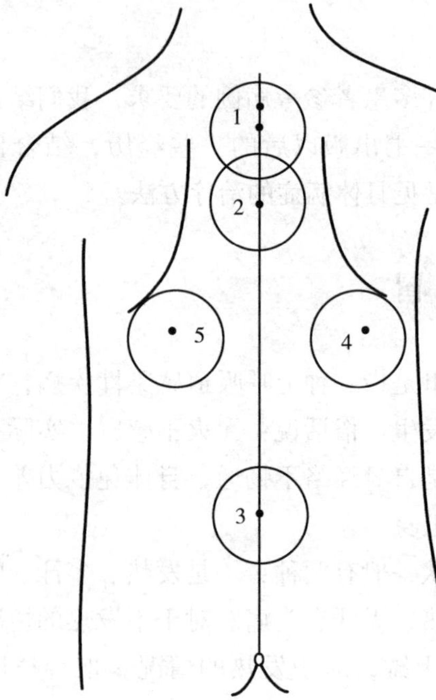

图 10　感冒上罐示意图

二、咳　嗽

咳嗽是呼吸系统疾患的一个主要症状，有外感咳嗽和内伤咳嗽两种。外感咳嗽多伴随感冒，内伤咳嗽多由于患气管炎、支气管炎、肺结核等疾病。

外感咳嗽往往开始时比较强烈，可以在上罐的同时，准备一杯温开水，在有咳嗽的感觉前，用少量的水压住咳嗽。

[上罐部位] ①大椎区（⑧后心区，指没有心脏病的情况）；②肝区；③脾区；④腰中区；⑤左右肺尖区；⑥华盖区；⑦胃脘区。见图 11。

内伤咳嗽（如慢性支气管炎），除了肺部的疾病以外，还有肾、胃有病所致的因素。因为久病导致肾气受损，所以在肾区上罐。

[上罐部位] ①华盖区；②胃脘区；③神道区；④腰中区；⑤肝区；⑥脾区为第一组。⑦大椎区；⑧肝下尖区；⑨脾下尖区；⑩前肺尖区；⑪脐中区为第二组。⑫肠区；⑬命门区；⑭左右肾区；⑮后肺尖区为第三组。见图 12。

三、哮 喘

中医认为，肺主肃降，通调水道。肺失肃降，气机不利，肺气上逆，则出现咳；肾有收纳肺气的作用，如肾虚纳气失职，则出现呼多吸少的喘息症；脾虚则运化失常，津液不能输布全身，凝聚成痰。若遇风寒外邪，则痰随气上，痰气交阻，闭塞气道，致肺气升降失调，哮喘发病。

[上罐部位] ①神道区；②命门区；③肝区；④脾区；⑤左右肠区为第一组。⑥大椎区；⑦左右肾区；⑧前肺尖区；⑨华盖区；⑩肠区为第二组。⑪肝上尖区；⑫脾上尖

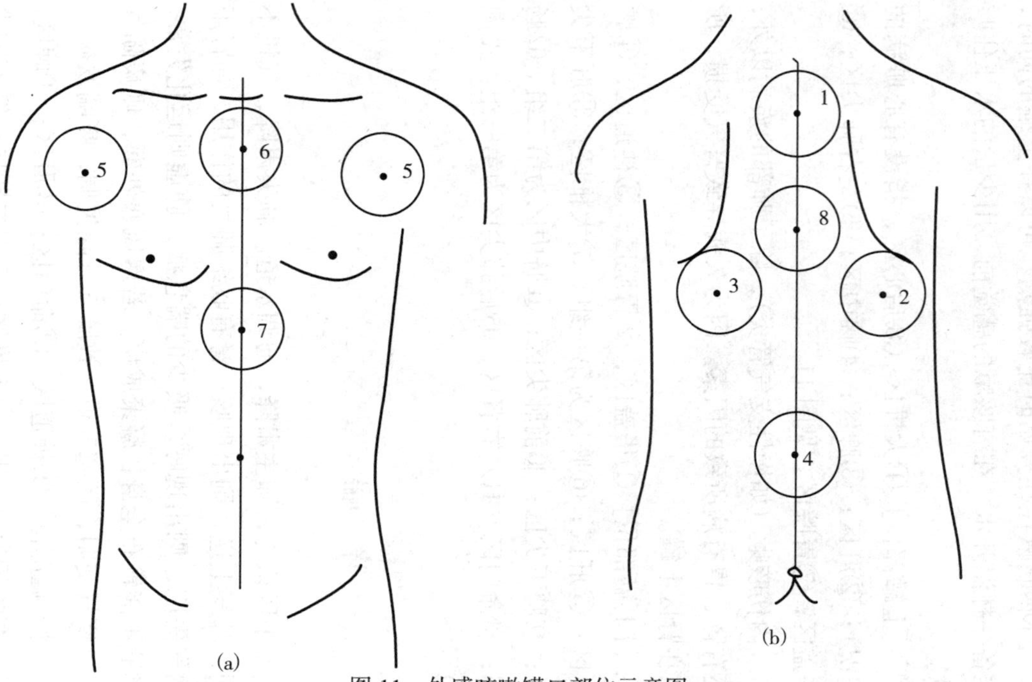

图 11　外感咳嗽罐口部位示意图

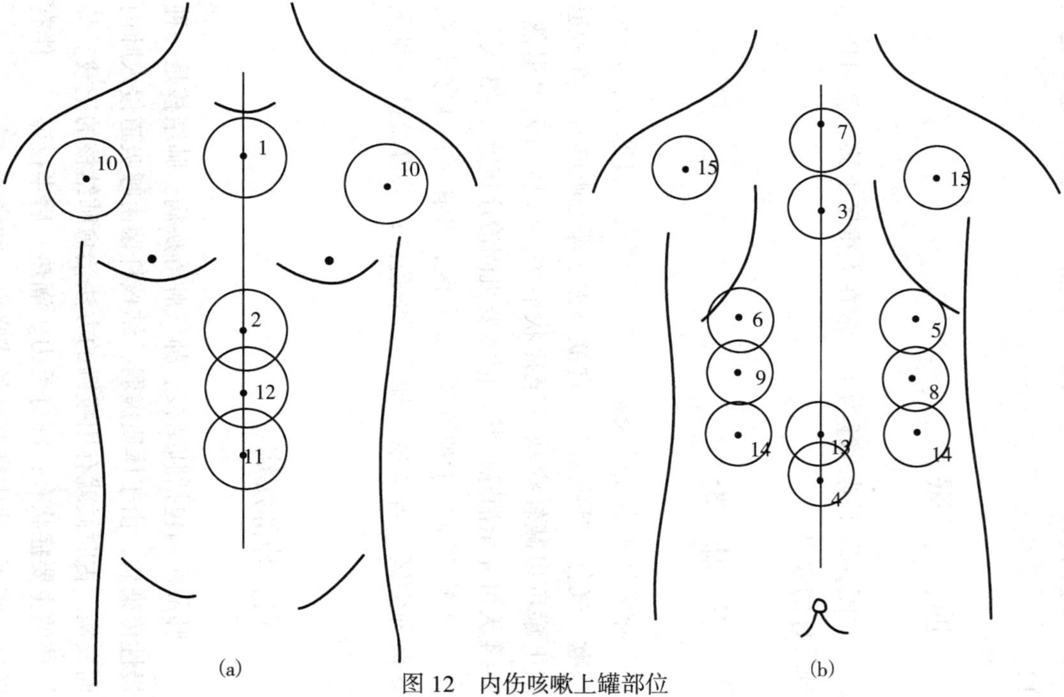

图 12　内伤咳嗽上罐部位

区；⑬左右腰区；⑭左胃区；⑮脐中区为第三组。见图13。

四、失　眠

失眠，以不易入睡为主。常在大椎区上罐，就可以达到较好的效果。

五、肺　炎

肺炎是实质性的炎症，症状主要有：打寒战、高热、咳嗽、气急、呼吸困难、食欲不振、恶心呕吐等。在神道区上罐可以减轻症状直至症状消失。一般当天可退热，3～4天可完全消除症状，但需要巩固治疗拔罐1～3天。

［上罐部位］①神道区；②肝区；③脾区；④腰中区；⑤前肺尖区。若咳嗽，加拔⑥华盖区；⑦胃脘区。见图14。

六、肺部疾病

肺部疾病包括肺结核、肺气肿等疾病。肺结核是一种慢性传染病，由于体质虚弱，结核杆菌由呼吸道侵入肺内而发病。古时候就有用拔罐的方法治愈肺结核的记载。肺结核的主要症状有：浑身乏力、潮热、后半夜盗汗，伴有咳嗽、咳痰，痰中带有血丝或咯血、胸痛。

［上罐部位］①神道区；②肝区；③脾区；④左右肺

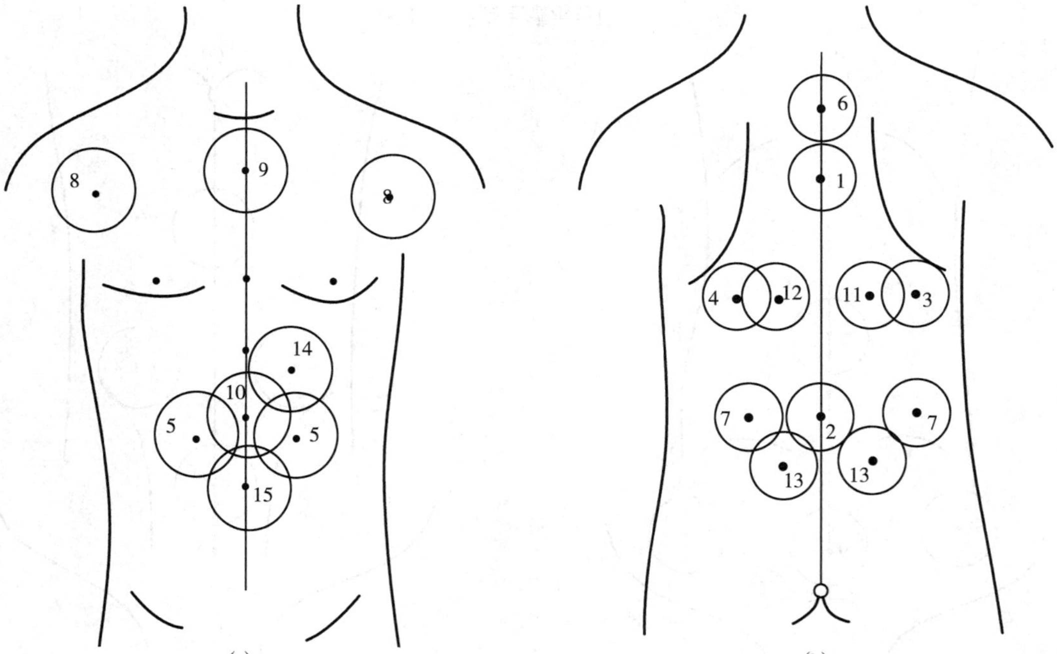

(a)　　(b)

图 13　哮喘上罐示意图

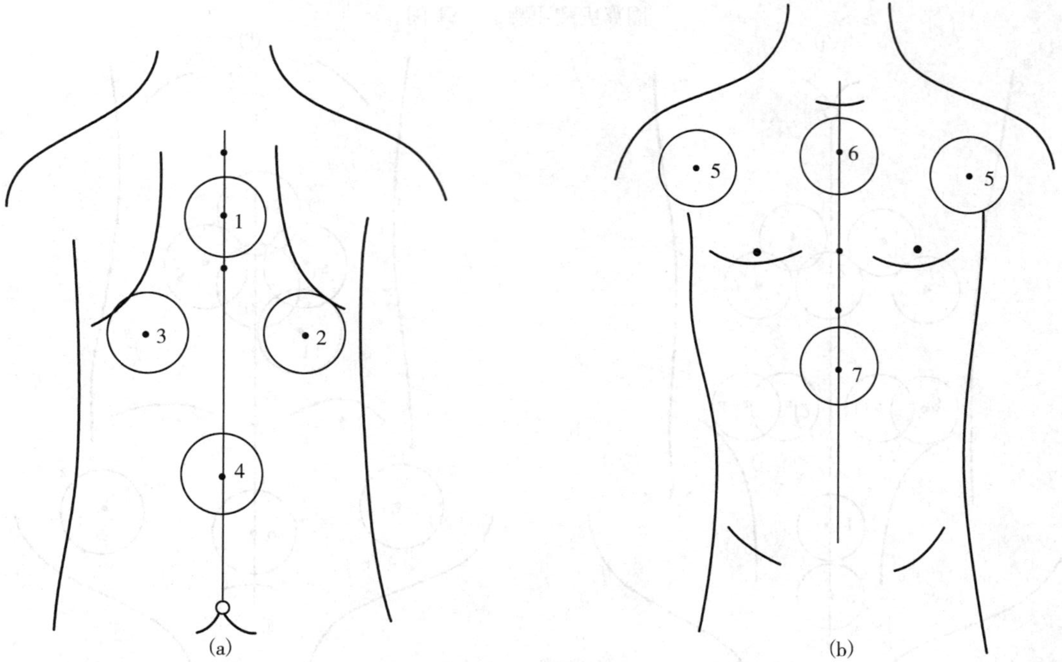

图 14　肺炎上罐示意图

区；⑤命门区；⑥华盖区为第一组。⑦前肺尖区；⑧胃脘区；⑨左右肾区为第二组。⑩肠区；⑪大椎区；⑫脾上尖区；⑬肝上尖区；⑭腰中区为第三组。见图 15。

七、胃肠疾病

胃肠疾病包括胃炎、胃溃疡、十二指肠溃疡、肠炎等消化道疾病。除了胃区以外，大肠区、小肠区都应该拔到。而且，由于胃肠的体表面积比较大，对于两个罐口部位交叉，没有拔到的部位也要拔到，也要拔彻底。肝对脾胃具有疏泄的作用，胃与脾相表里，故胃部与肝、脾有着密切的关系。五行之中，肝属木、胃属土，肝火盛，伤及脾胃，是为木克土。治疗时，也应该在肝、脾的部位上罐。

［上罐部位］①胃脘区；②脐中区；③肝区；④脾区为第一组。⑤左胃区；⑥肠区；⑦左右腹区为第二组。⑧左右肠区；⑨脾下尖区；⑩肝下尖区为第三组。见图 16。

八、痢　疾

包括各种情况引起的泻肚。一般分为急性和慢性两种。即使是急性，也可以先上罐，每日上罐 2 次以上，帮助控制病情，甚至治愈，只不过有更好的治疗方法，还是采用更好的方法。慢性的情况，每日上罐 1 次，症状消失后还要多拔几天罐，巩固效果。

［上罐部位］①左右肠区（或②左右腹区）；③脐中

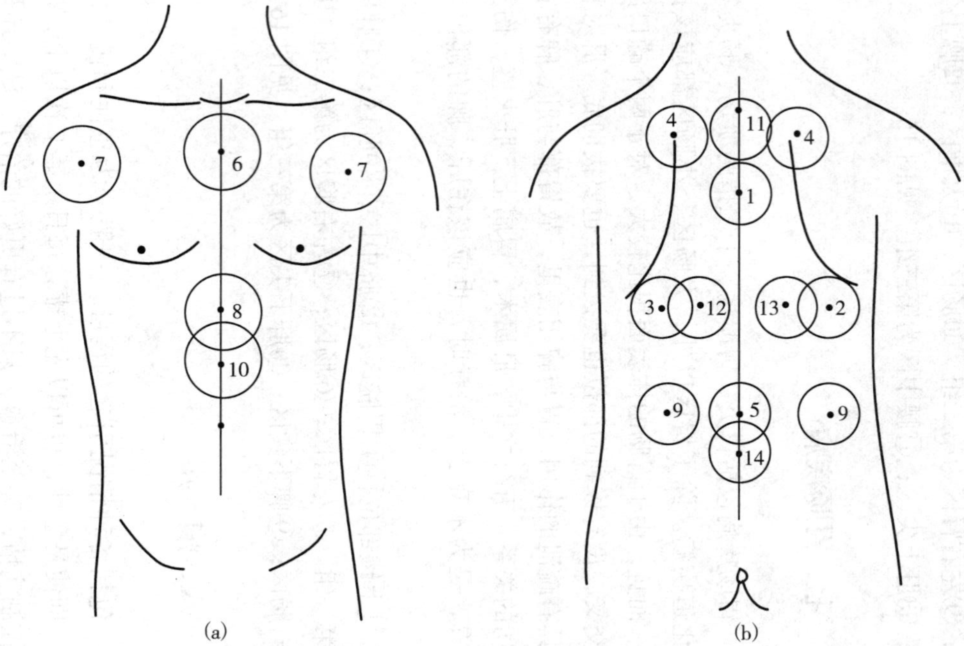

图 15　肺部疾病上罐示意图

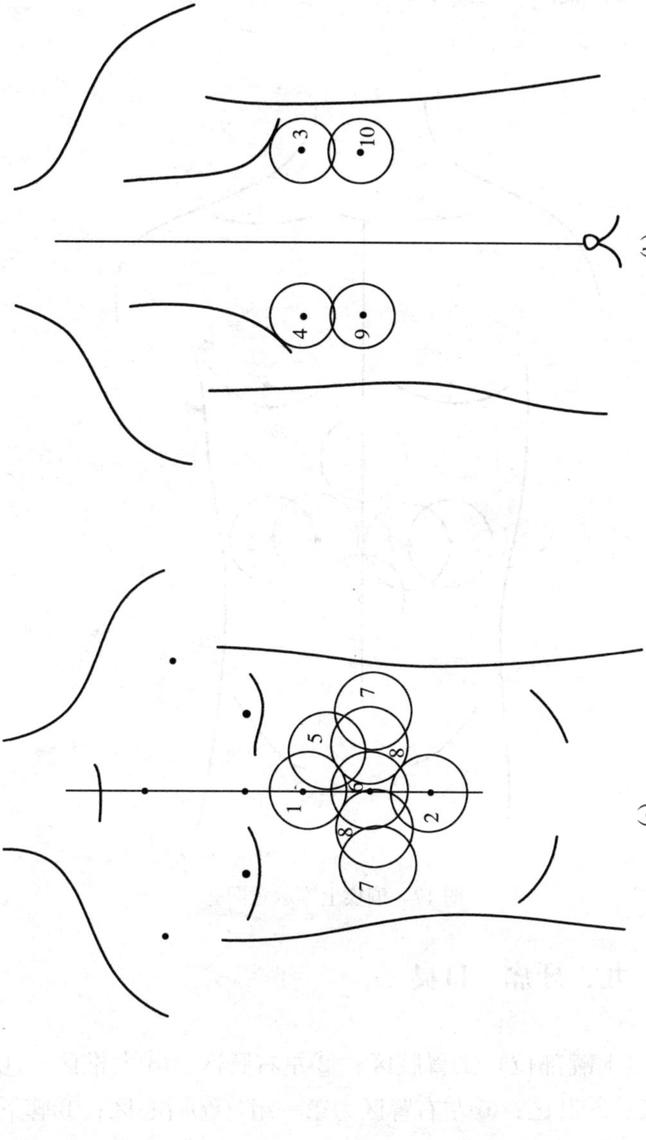

图16 胃肠部疾病上罐示意图

区；④胃脘区。见图 17。

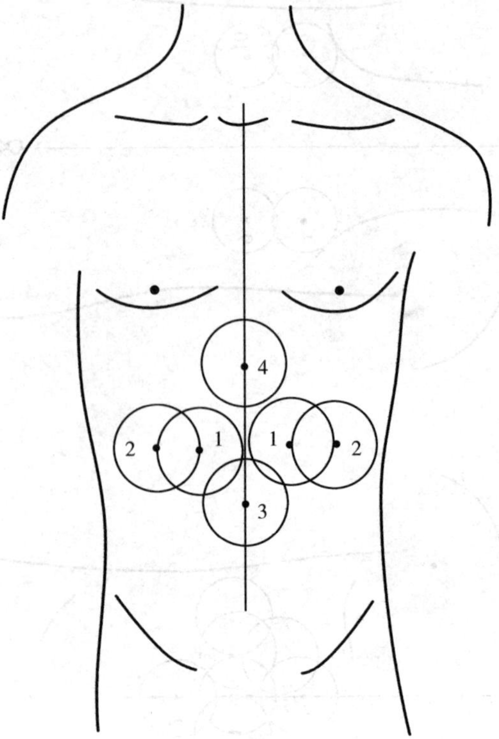

图 17 痢疾上罐示意图

九、牙痛、口臭

［上罐部位］①胃脘区；②左右肠区；③大椎区；④脾区；⑤肝区；⑥左右肾区为第一组。⑦后心区；⑧脾下

尖区；⑨肝下尖区；⑩腰中区；⑪左胃区；⑫肠区；⑬腹区为第二组。见图 18。

十、胆囊炎

胆囊炎的主要特征是右上腹疼痛并放散至右肩及背部，伴有呕吐。

［上罐部位］①大椎区；②胆区；③肝区；④命门区；⑤右胆囊区为第一组。⑥右腹区；⑦肠区；⑧后胃区；⑨脾下尖区；⑩左右肾区为第二组。见图 19。

十一、肝部疾病

包括急慢性肝炎、肝硬化、腹水、脂肪肝等肝部的疾病。

［上罐部位］①大椎区；②脾区；③肝区；④左右肾区；⑤左右结肠区为第一组。⑥神道区；⑦脾上尖区；⑧肝上尖区；⑨大包区；⑩腹区为第二组。⑪章门区；⑫脾下尖区；⑬肝下尖区；⑭命门区；⑮脐中区为第三组。见图 20。

十二、肾脏疾病

肾脏疾病可表现为水肿，水肿又称浮肿，包括面部、四肢、腹部；甚至全身性水肿。引起水肿的疾病主要有急慢性肾炎等。

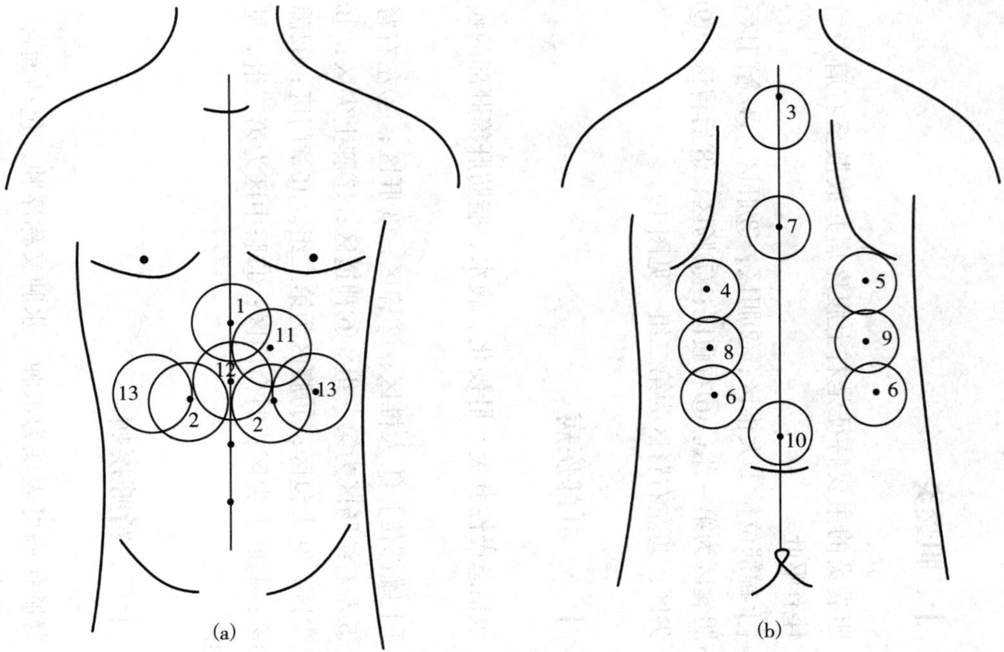

图 18　牙痛上罐示意图

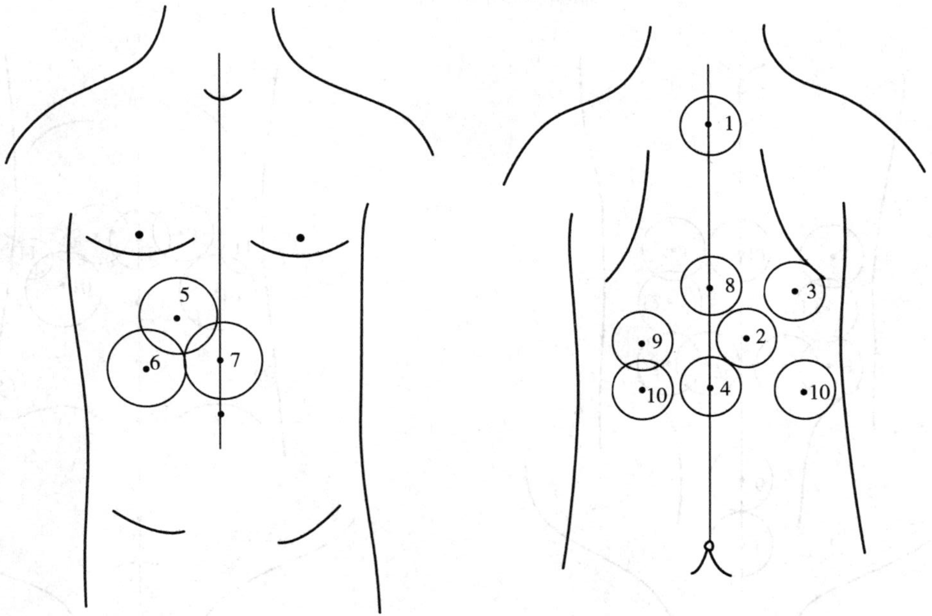

(a) (b)

图 19 胆囊炎上罐示意图

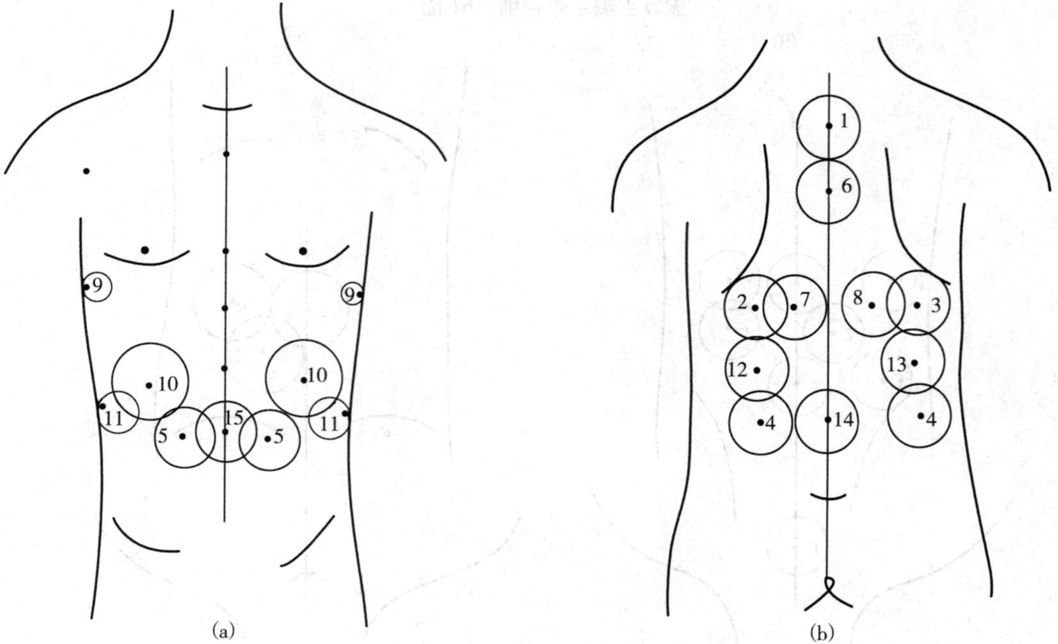

图 20　肝部疾病上罐示意图

［上罐部位］①大椎区；②脾区；③肝区；④左右肾区；⑤脐中区为第一组。⑥神道区；⑦脾上尖区；⑧肝上尖区；⑨命门区；⑩左右章门区为第二组。⑪左右腹区；⑫脾下尖区；⑬肝下尖区；⑭左右腰区为第三组。见图 21。

十三、便　秘

便秘指大便次数减少和干燥难解。便秘系由胃火盛、肠胃炽热、气血两亏、阴寒凝滞所致。

［上罐部位］①脐中区；②左右肠区；③肝区；④脾区；⑤尾根区为第一组。⑥中膂区；⑦左右结肠区；⑧胃脘区为第二组。见图 22。

十四、复发性口腔溃疡

复发性口腔溃疡易反复发作，所以，在拔罐治疗时可能有病灶反应，拔罐过程中可能伴随有低烧等现象。低烧实际上是人体内的免疫力同炎症斗争的表现。

［上罐部位］①大椎区；②肝区；③脾区；④华盖区；⑤胃脘区；⑥左右肠区为第一组。⑦神道区；⑧脾下尖区；⑨肝下尖区；⑩血会区；⑪左胃区为第二组。⑫后心区；⑬后肠区；⑭左右侧腰区；⑮前肺尖区。见图 23。

十五、糖尿病

自从《根治型拔罐疗法》一书出版以来，有一些勇敢

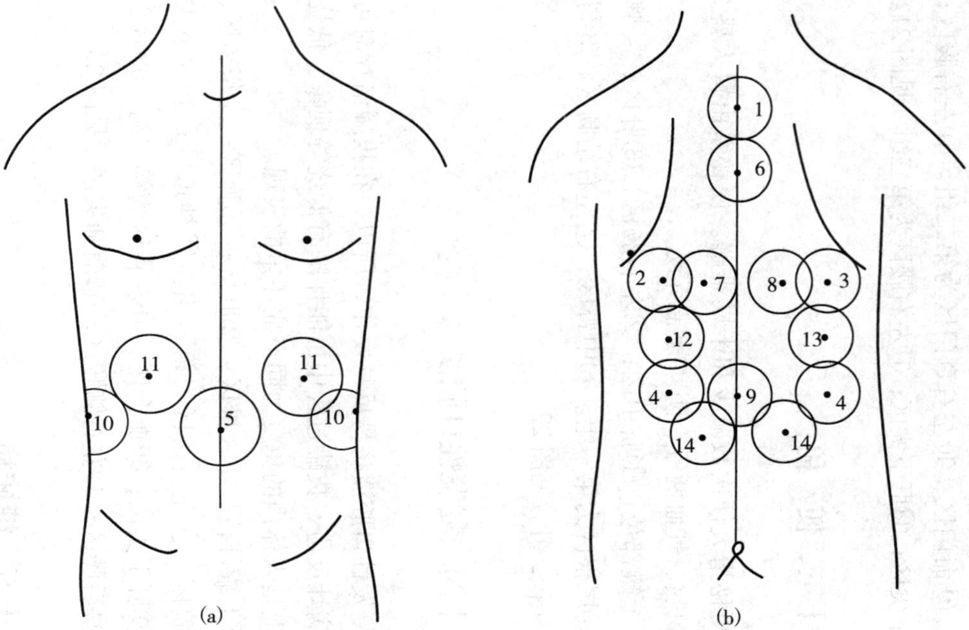

图 21　肾脏病上罐示意图

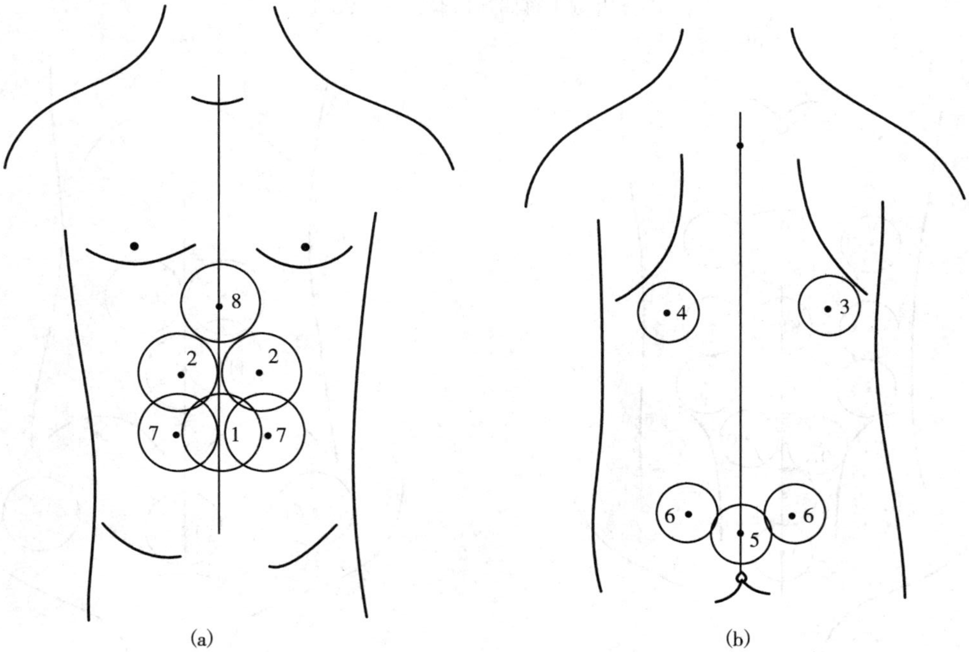

图 22　便秘上罐示意图

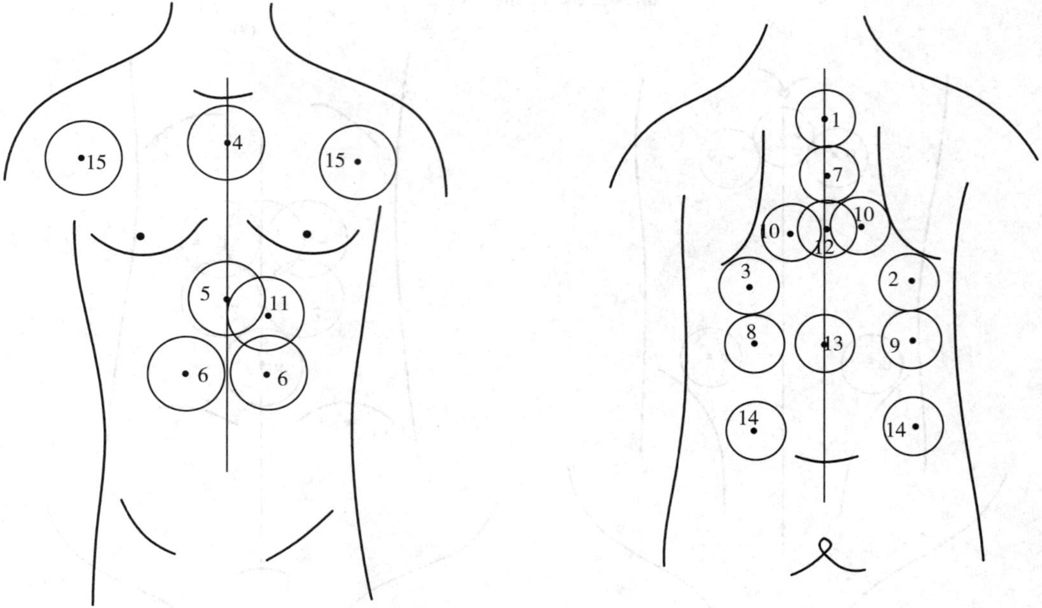

(a) (b)

图 23　复发性口腔溃疡上罐示意图

的糖尿病患者坚持实践第一的思想，勇于在自己身上实践，取得了比较好的效果。我们在本书中也有介绍。尿毒症也可以参考下面的方法，主要在肾区和肝区治疗。

［上罐部位］①大椎区；②脾区；③肝区；④后胃区；⑤左右肾区；⑥左右肠区为第一组。⑦神道区；⑧脾上尖区；⑨肝上尖区；⑩命门区；⑪胃脘区；⑫脐中区为第二组。⑬胰区；⑭脾下尖区；⑮肝下尖区；⑯左右腹区为第三组。⑰大包区；⑱肾俞区；⑲后肠区为第四组。见图24。

十六、高血压、心脏病、中风

高血压是一种常见病，常常与心脑血管病连在一起。中风也是心脑血管病的一种，包括心绞痛、脑血栓、半身不遂。它们之间的关系比较紧密。拔罐降血压的简单道理是：罐口部位形成负压，其他部位的血液流向罐口部位，减轻了其余部位的压力，所以能够降血压。更深一些的道理是因为拔罐的真空净血原理，血液净化了，流动顺畅了，血压就会降下来。中风和心脑血管病的拔罐治疗，也是这个道理。

［上罐部位］①大椎区（这是降低血压的必拔部位）；②脾区；③肝区；④左右肾区为第一组。⑤左右肺区；⑥脾上尖区；⑦肝上尖区；⑧命门区为第二组。⑨神道区；⑩脾下尖区；⑪肝下尖区；⑫脐中区；⑬华盖区为第三组。⑭侧颈区；⑮后心区；⑯腰中区；⑰前心区为第四组。见图25。

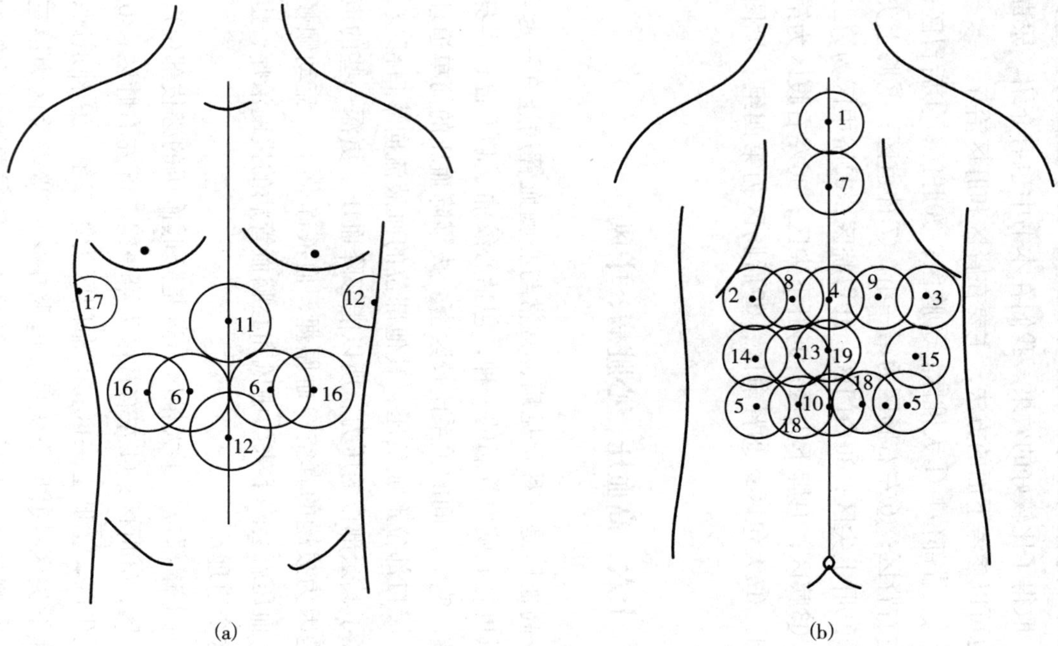

图 24　糖尿病上罐示意图

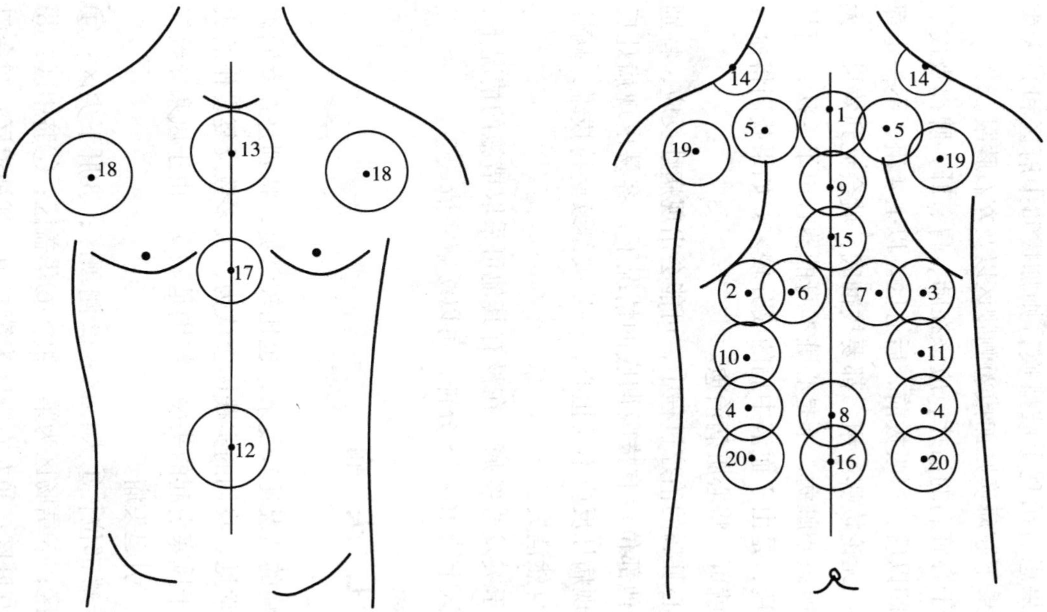

(a) (b)

图 25 高血压、心脏病、中风上罐示意图

如果患者出现上肢瘫痪，则加拔⑱中府区和⑲天秉区，如果下肢瘫痪则加拔⑳侧腰区以及左右膝眼。

对于心脏病的治疗，应该在肺、胃、肝、脾都吸拔了一段时间以后，再吸拔前、后心区。以上4组，不一定都要拔到。无论拔哪一组，都要拔彻底，就会见到效果。大多数人所患心脏病，不是心脏本身的器官出了毛病，而是由于血稠，是由于血液中病的成分较多，如果我们将血液净化，就可以将心脏病治愈。

在心脏病的治疗过程中，可能会出现病灶反应，特别是在其他部位没有拔吸彻底的情况下，容易出现病灶反应。出现病灶反应不要担心，一定要继续坚持拔罐，病灶反应会自然消失。

对于突发心绞痛，在没有其他可采取措施的情况下，在后心区上罐10~15分钟，可以缓解病情。

十七、头　痛

头痛的情况比较复杂，也比较常见，特别是在女同志中比较常见。我们的实践体会认为，大多数反复发作的头痛是由于风寒引起的头痛，特别是妇女，由于风寒导致气血不调，引起头痛。

[上罐部位] ①大椎区；②侧颈区；③肝下尖区；④脾下尖区；⑤结肠区为第一组。⑥华盖区；⑦脐中区；⑧脾区；⑨肝区；⑩左右肾区为第二组。⑪神道区；⑫命门区；⑬左右肺区；⑭左右腰区；⑮气海区为第三组。见图26。

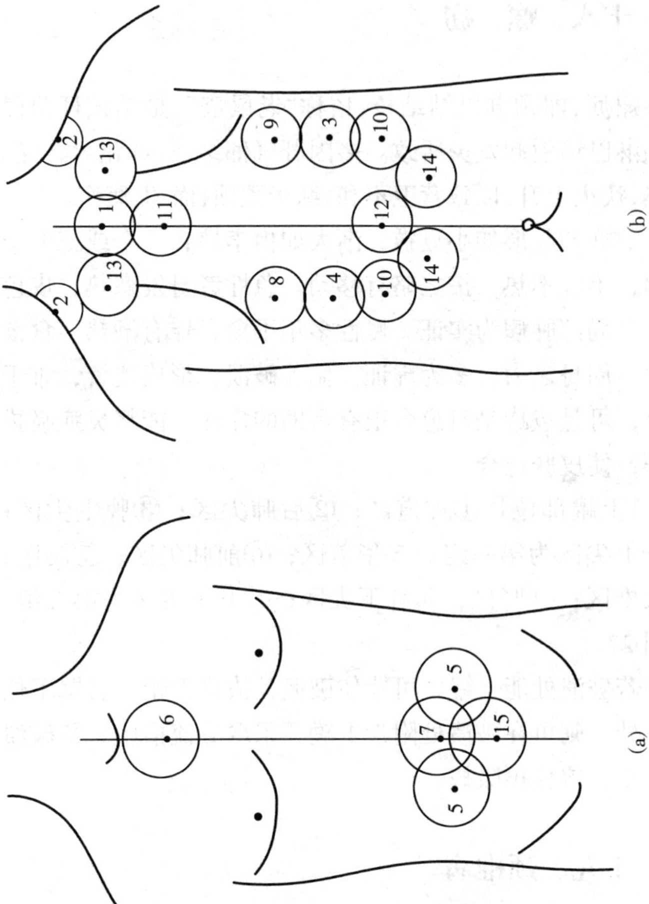

图 26 头痛上罐示意图

十八、瘰 疬

瘰疬，即颈淋巴结结核，俗称“老鼠疮”，是结核杆菌侵入颈淋巴结引起发炎所致。多因肝气郁结，气郁化火，外感风热，痰火上升，以致营卫不和，结于颈项，而 生瘰疬。

瘰疬初起形如小豆粒，渐大如梅李核，一个或三五个成串，不红不热，按之略有移动。急性者身发寒热，皮色微红，局部肿瘤为实证。慢性多年不愈，伴有潮热，食欲不振，周身乏力，多为虚证。倘若破溃，形成瘘管，难于愈合，可是拔罐是对愈合很有帮助的疗法，能将炎症吸拔出来，使皮肤愈合。

[上罐部位] ①神道区；②后肺尖区；③脾上尖区；④肝上尖区为第一组。⑤华盖区；⑥前肺尖区；⑦肠区；⑧大椎区；⑨肾区；⑩脾下尖区；⑪肝下尖区为第二组。见图 27。

若破溃处能上罐，可罩住破溃处拔排毒罐，若罩不住破溃处，则可在破溃处附近上罐，采取分流措施，待破溃处缩小，罩住再吸拔。

十九、颈椎病

颈椎病又称颈椎综合征，由颈部劳损导致颈椎骨质增生，主要症状是颈肩臂疼痛、麻木。也是一种严重影响人们生活、劳动的一种疾病。颈椎病用排毒拔罐疗法的效果也是比较好的。

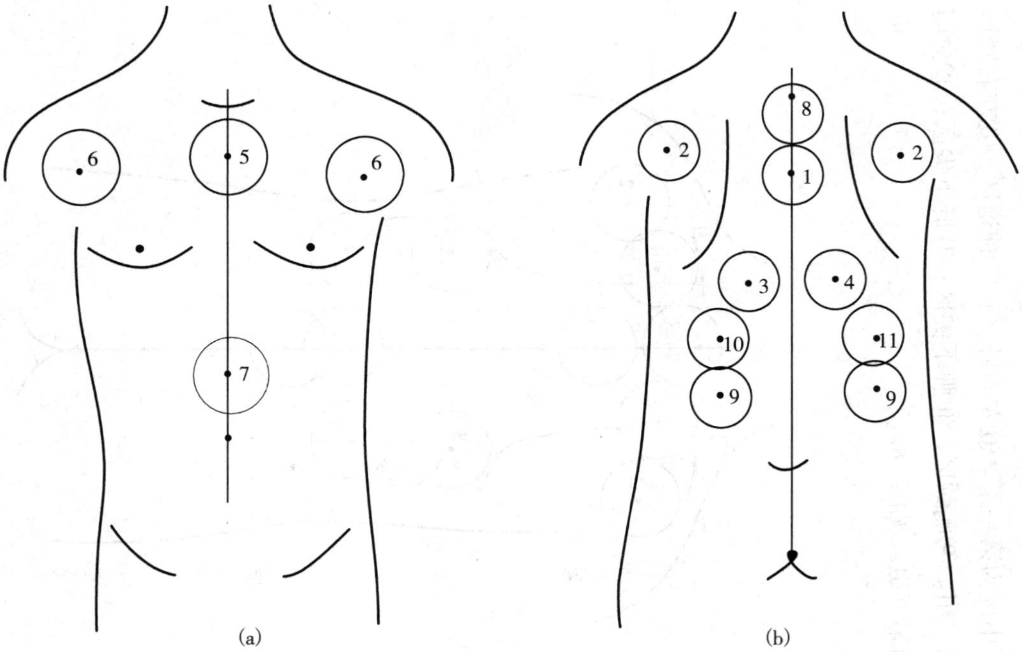

图 27　瘰疬上罐示意图

［上罐部位］①大椎区；②肺尖区；③脾区；④肝区；⑤腰中区为第一组。⑥左右肺区；⑦神道区；⑧左右肾区为第二组。⑨侧颈区；⑩脾下尖区；⑪肝下尖区；⑫命门区为第三组。见图 28。

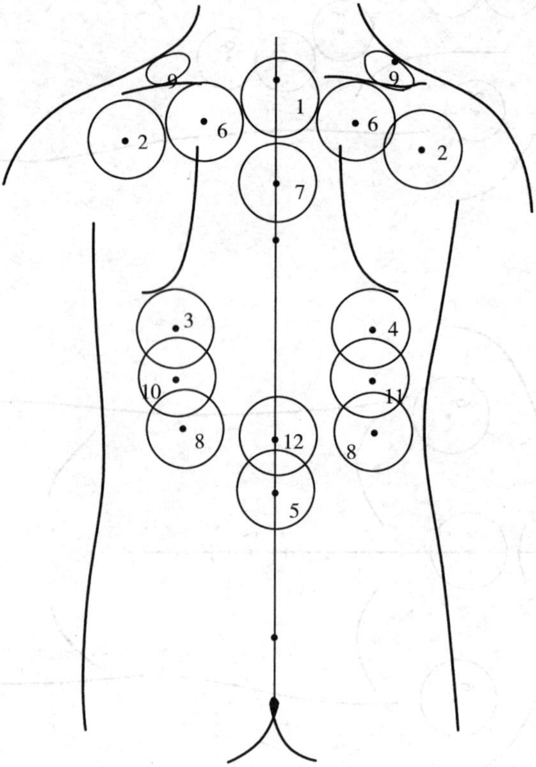

图 28　颈椎病上罐示意图

二十、肩周炎

肩周炎是肩关节囊和关节周围软组织的一种疾病。特点是一侧性肩痛和肩关节活动受阻，也可为双侧性。主要是因为外感风寒所致。

［上罐部位］①天秉区；②中府区。上罐一段时间以后，应该逐渐加强关节活动。

二十一、坐骨神经痛

坐骨神经痛是指在坐骨神经通路及其分布区的疼痛，表现为单侧或双侧自腰部或臀部沿大腿后面，小腿后外侧放射性或持续性的刺痛。

［上罐部位］①脾区；②肝区；③左右肾区；④左右腰区；⑤尾根区；⑥左环跳区；⑦左委中区为第一组。⑧大椎区；⑨脾下尖区；⑩肝下尖区；⑪右环跳区；⑫右委中区；⑬脐中区为第二组。⑭左右侧腰区；⑮结肠区为第三组。见图 29。

二十二、腰间盘突出

腰间盘突出与坐骨神经痛一样，是一种困扰着许多人的疾病，它与硬伤、扭伤并不相同，是一种由长期的风寒、火毒充满胃肠、腰部及下肢的某一部分而导致的疾病。这也就是为什么许多人患病以后经过复位仍旧不见明

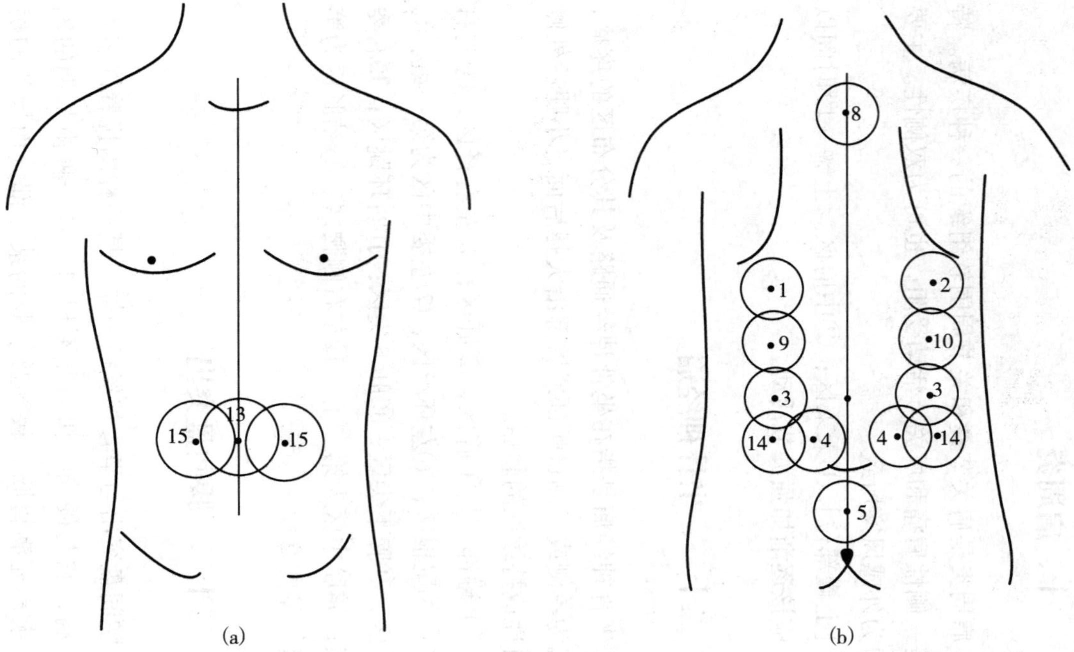

图 29　坐骨神经痛上罐示意图

显好转的原因。必须将进入胃肠、腰部及下肢的风寒、火毒吸拔出去，才能将腰间盘突出和坐骨神经痛治愈。

[上罐部位] ①大椎区；②脾下尖区；③肝下尖区；④腰中区；⑤尾根区；⑥左右结肠区为第一组。⑦脾区；⑧肝区；⑨脐中区；⑩左右腰区；⑪左右肠区为第二组。⑫肠区；⑬左右肾区；⑭命门区；⑮左右侧腰区为第三组。见图30。

二十三、风湿、类风湿性关节炎

顾名思义，这两种病都与风湿有关，而且也都表现在关节上，因为风寒、风湿侵袭经络，气血闭阻不通，引起关节出现酸、痛、麻、胀、重，屈伸不利，甚至变形。

[上罐部位] ①大椎区；②脾区；③肝区；④左右肾区；⑤腰中区；⑥中府区为第一组。⑦神道区；⑧脾上尖区；⑨肝上尖区；⑩天秉区；⑪命门区；⑫左右腰区为第二组。⑬左右肠区；⑭左右侧腰区；⑮左右膝眼为第三组。见图31。

二十四、牛皮癣

牛皮癣以皮肤出现红斑及伴有闪光的银白色脱屑为主要症状，易于复发。

[上罐部位] ①大椎区；②后肺尖区；③脾区；④肝区；⑤左右肾俞区；⑥华盖区；⑦肠区为第一组。⑧神道区；⑨血会区；⑩脾下尖区；⑪肝下尖区；⑫左右结肠区为第二组。见图32。

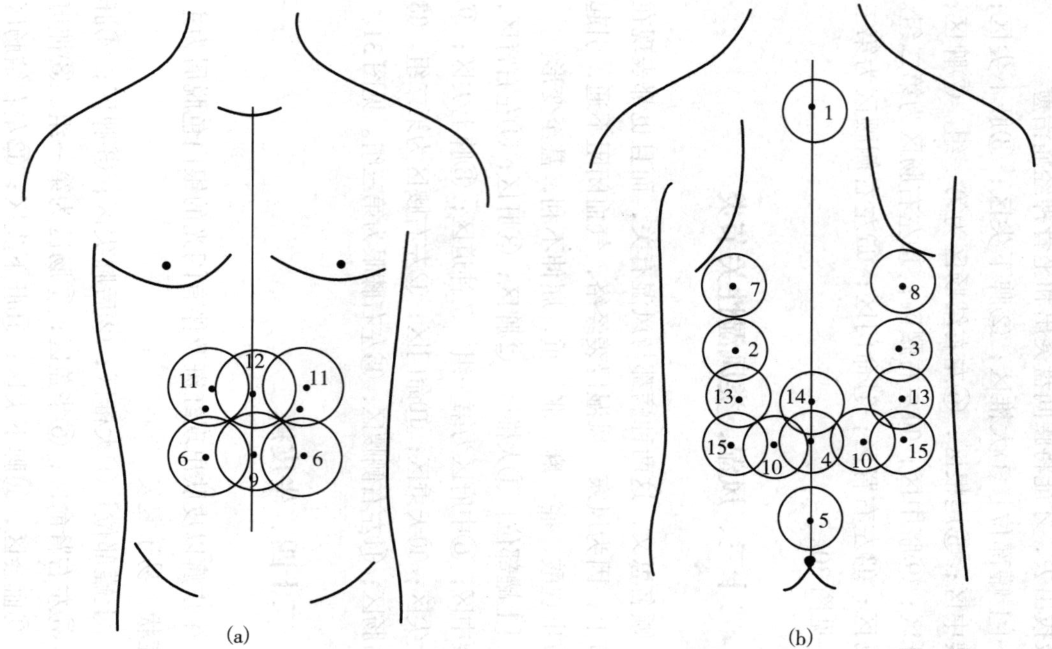

图 30　腰间盘突出上罐示意图

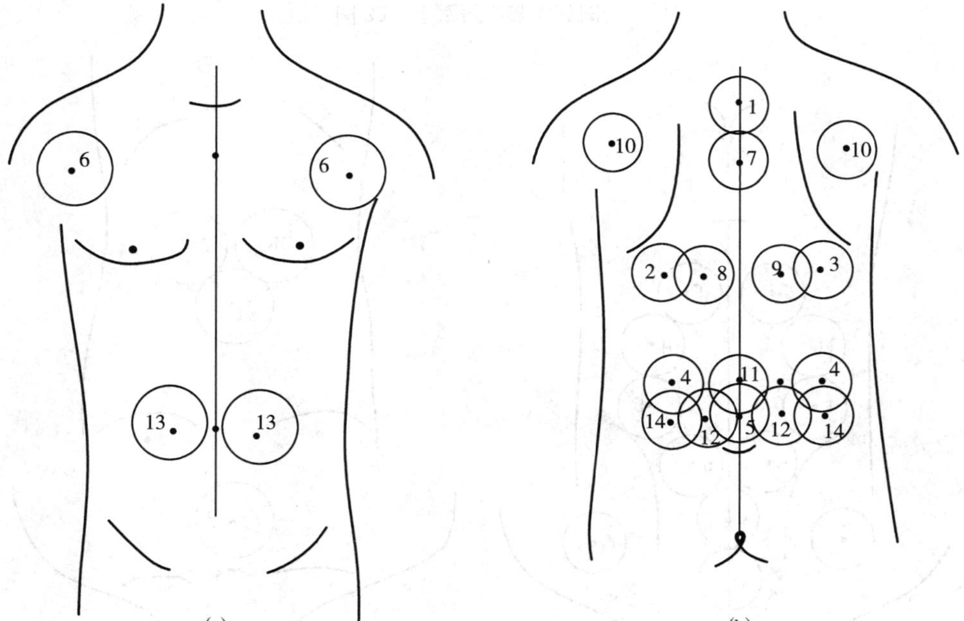

(a) (b)

图 31　风湿类风湿性关节炎上罐示意图

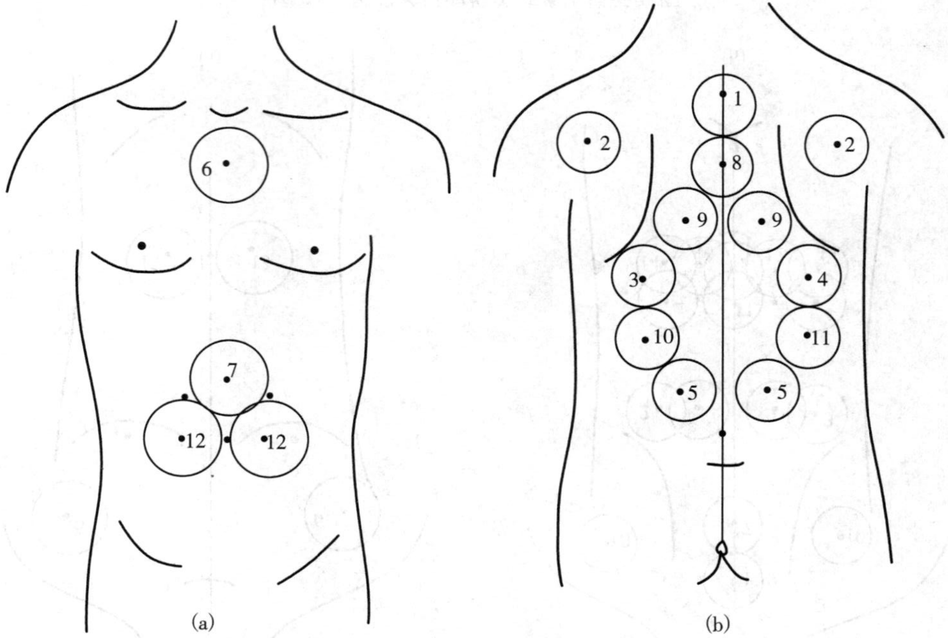

图 32　牛皮癣上罐示意图

二十五、疔疮、疖肿、痈

疔疮、疖肿、痈都是火毒盛的结果，常常恶寒发烧，神昏头痛。使用拔罐的方法效果是比较好的。凡是火毒引起的疾病都可以用拔罐，在有毒头及其附近的位置可以上罐，排出脓栓，直至肿消愈合。在脾区、肝区，包括肝、脾上、下尖区上罐，可以清除火毒。

［上罐部位］①神道区；②脾区；③肝区；④左右肾俞区及病灶肿痛部位。见图 33。

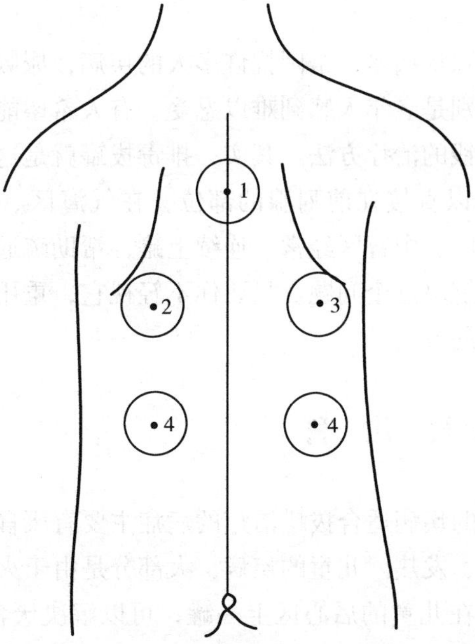

图 33　疔疮、疖肿、痈上罐示意图

二十六、泌尿系统疾病

包括各种男科、妇科疾病，如前列腺炎、尿道炎、膀胱炎、尿频、尿急、淋症等疾病。治疗时除了肝、脾、胃、肾需要吸拔以外，重点要吸拔小腹和腰骶部，即腰腹四周。

［上罐部位］①大椎区；②脾区；③肝区；④左右肾区；⑤腰中区；⑥气海区为第一组。⑦左右小腹区；⑧左右腰区；⑨脐中区；⑩中膂区；⑪尾根区为第二组。见图34。

前列腺疾病是一个困扰许多人的疾病，尿频尿急使许多人，特别是老年人感到难以忍受。有人希望能有一个既有效又省钱的治疗方法。其实，排毒拔罐就是这样的一种方法。可以直接在前列腺的部位，在气海区、左右小腹区、尾根区、中膂区经常、连续上罐，帮助疏通血脉，驱除病灶，解决这个问题。只要你不轻视它，重用它，就会找到这样的方法。

二十七、儿　科

儿科的疾病适合拔罐治疗的病症主要有厌食、消化不良、感冒、发热。儿童的疾病，大部分是由于火大、上热造成的。在儿童的后心区上一罐，可以解决厌食、感冒、发热的问题。在胃脘区、后心上罐，可解决消化不良的问题。经常给儿童在后背上罐，能够预防感冒。在儿童的腰

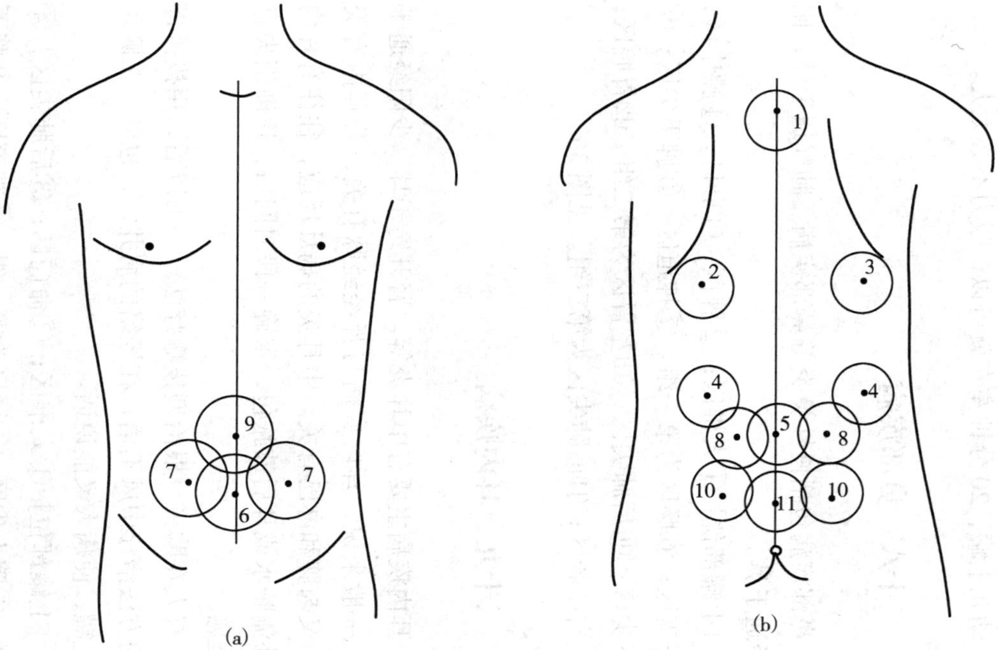

图 34　泌尿系统疾病上罐示意图

中区上罐，可解决遗尿问题。

幼儿上罐，20 分钟左右就可以，吸力不必太大。

二十八、鼻部疾病

鼻部疾病包括慢性鼻炎等鼻部疾病。肺气通于鼻，阳明经通于鼻。

［上罐部位］①大椎区；②脾区；③肝区；④腰中区；⑤华盖区；⑥肠区为第一组。⑦神道区；⑧脾下尖区；⑨肝下尖区；⑩后肺尖区；⑪左胃区为第二组。⑫胃脘区；⑬左右结肠区；⑭前肺尖区为第三组。见图 35。

二十九、耳内疾病

耳内疾病主要有中耳炎等。肾开窍于耳，少阳经通于耳。一般来说，耳内疾病与肾经经脉有关，若耳内有炎症，又与脾和淋巴有关。中耳炎的病灶反应，往往有耳内往外流脓水或耳后鼓脓包，重罐一段时间后，逐渐消失直至痊愈。

有人在购买《根治型拔罐疗法》一书以后，用拔排毒罐的方法治疗中风不语，在经络的肩井穴，也就是在侧颈区上罐，使病人又能说话。

［上罐部位］①大椎区；②命门区；③后肺尖区；④肝区；⑤脾上尖区；⑥肾区为第一组。⑦神道区；⑧脾下尖区；⑨肝下尖区；⑩肾俞区；⑪侧颈区为第二组。见图 36。

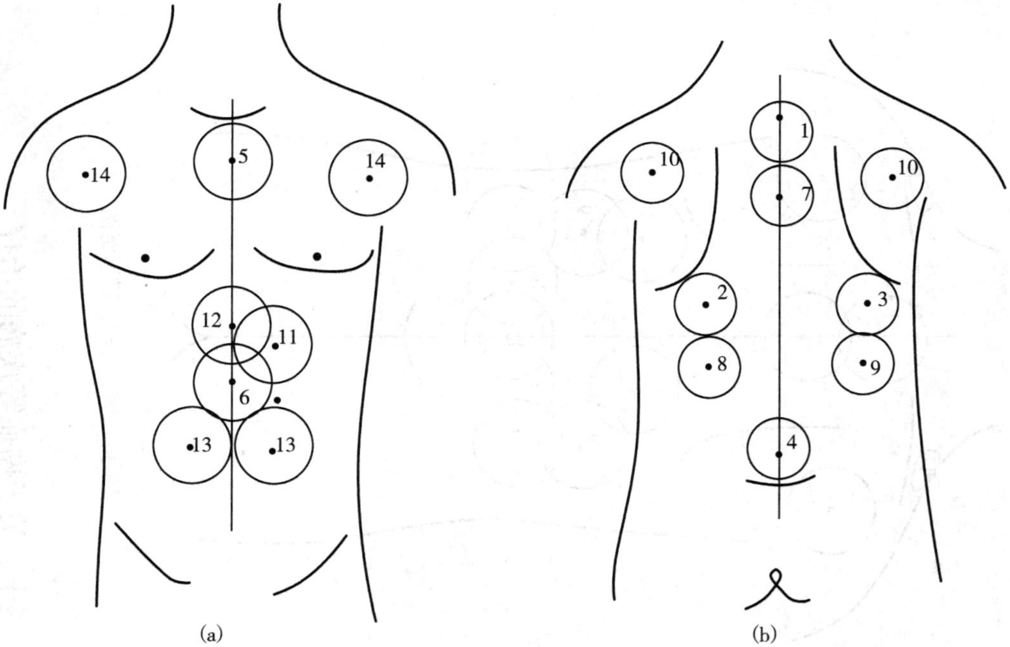

图 35　鼻部疾病上罐示意图

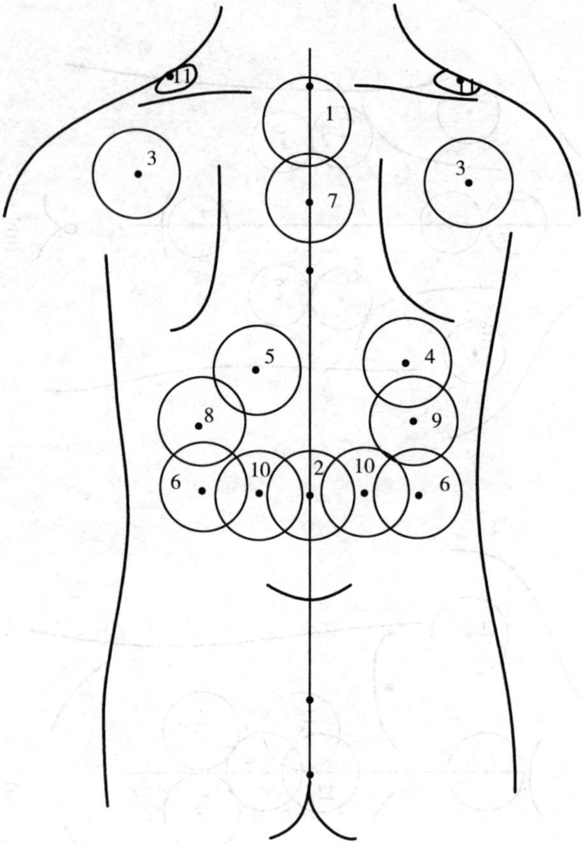

图 36　耳部疾病上罐示意图

三十、关于癌症等疾病的治疗

在《根治型拔罐疗法》一书出版前，我们进行过用排毒拔罐疗法治疗癌症的调查和了解。首先是了解到有患过肝癌的中年妇女，经采用针灸加拔排毒罐方法治疗，身体明显好转；也有过患肝硬化、肝癌的人克服疼痛的影响，只采用拔排毒罐的方法，经过半年多的时间，病情明显的好转；也有只用排毒拔罐的方法没有能够挽救的情况。在《根治型拔罐疗法》一书出版以后，有采用拔根治罐的方法，配合医院的治疗方法使癌灶明显缩小，病情明显好转，至今仍旧像正常人一样生活的病例，如在一位老医生的经历中介绍的那样；也有开始采用排毒拔罐疗法，病情明显好转，后来因为耐受不了疼痛，改用其他疗法，以至于未能挽救的情况。在本书中我们要介绍给读者的是：在遇到类似癌症这样的疑难病症的时候，在遇到所谓的不治之症的时候，要采取科学的态度，综合各种治疗手段战胜疾病。这位老医生的经历就告诉我们，在缺乏有效方法可采用的情况下，综合应用各种治疗方法，包括排毒拔罐方法，一方面遏制有害细胞的发展，一方面依靠提高自身免疫力，杀灭有害细胞的方法，也是很有可能取得好的效果的。

我们在介绍排毒拔罐疗法所依据的人体生理学原理时，认为排毒拔罐疗法之所以能起治疗的作用，依据的是内呼吸的气体分压差原理和血液微循环的原理。在负压的作用下，一方面增加病灶中氧的进入量，使进入病灶的氧与病灶发生化学作用，另一方面，通过微循环，产生更多的淋巴细胞和免疫细胞，杀死有害细胞。所以，在选择上罐部位的时候，尽量发挥这些原理的作用，即通过拔罐，在病灶处附近促进淋巴细胞的生成，提高抵抗癌细胞和其他有害细胞的能力。

我们强调最重要的是防止癌细胞的转移。但是，又不可能让罐具总留在皮肤上。为了增加吸拔的时间，我们可以配合外敷膏药的方法，弥补罐具的不足。具体的上罐部位可能是不一样的，但是根据这样的思路，就可以针对不同部位的癌症确定上罐部位。如果配合中西医的现代化手段，治愈的可能性就更大。

即便其他种类的特别难治的疾病，也应该如此拔罐。比如艾滋病，通过产生更多的淋巴细胞和免疫细胞杀死病毒的办法，也是能够起到治疗作用的。为什么有的人患了艾滋病能够生活很长的时间，就是因为身体免疫力不同，所以，拔排毒罐的方法能够起到治疗作用。

虽然我们没有治过“非典”，但是在生死关头，拔罐也许能帮助治疗。黑岩东五先生不就是在无药可医的情况下，找到拔罐的方法，治愈了自身所患的肺结核吗!更何况拔排毒罐的方法能够提高病人的免疫力，胜过黑岩东五先生的拔罐方法。